Dr. med. Lena Müller

VERSTEH EINE DIE FRAUEN!

Dr. med. Lena Müller

VERSTEH EINE DIE FRAUEN!

MYTHEN ÜBER KÖRPER UND PSYCHE AUFGEDECKT

mvgverlag

Bibliografische Information der Deutschen Nationalbibliothek
Die Deutsche Nationalbibliothek verzeichnet diese Publikation in der Deutschen Nationalbibliografie.
Detaillierte bibliografische Daten sind im Internet über http://d-nb.de abrufbar.

Für Fragen und Anregungen
info@mvg-verlag.de

Dieses Buch ist für Lernzwecke gedacht. Es stellt keinen Ersatz für eine individuelle medizinische Beratung dar und sollte auch nicht als solcher benutzt werden. Wenn Sie medizinischen Rat einholen wollen, konsultieren Sie bitte einen qualifizierten Arzt. Der Verlag und der Autor haften für keine nachteiligen Auswirkungen, die in einem direkten oder indirekten Zusammenhang mit den Informationen stehen, die in diesem Buch enthalten sind.

Originalausgabe
1. Auflage 2019

Nymphenburger Straße 86
D-80636 München
Tel.: 089 651285-0
Fax: 089 652096

Redaktion: Nadine Lipp
Illustrationen: Joris Baldoureaux
Umschlaggestaltung: Pamela Machleidt
Umschlagabbildungen: Torsten Zimmermann, Istoockphoto/montego
Satz: Ortrud Müller – Die Buchmacher – Köln
Druck: CPI books GmbH, Leck
Printed in Germany

ISBN Print 978-3-7474-0104-0
ISBN E-Book (PDF) 978-3-96121-447-1
ISBN E-Book (EPUB, Mobi) 978-3-96121-448-8

Weitere Informationen zum Verlag finden Sie unter

www.mvg-verlag.de
Beachten Sie auch unsere weiteren Verlage unter
www.muenchner-verlagsgruppe.de

Für Oma Helga,
Oma Irmgard im Himmel,
Mama,
meine Schwester Anne,
Opa Erich
und Papa.

Und natürlich für Nico –
und seine Familie.

»Ja, die Zeit vergeht, und man fängt an, alt zu werden«, sagte Pippi. »Im Herbst werde ich zehn Jahre alt und dann hat man wohl seine besten Tage hinter sich.«

Pippi Langstrumpf

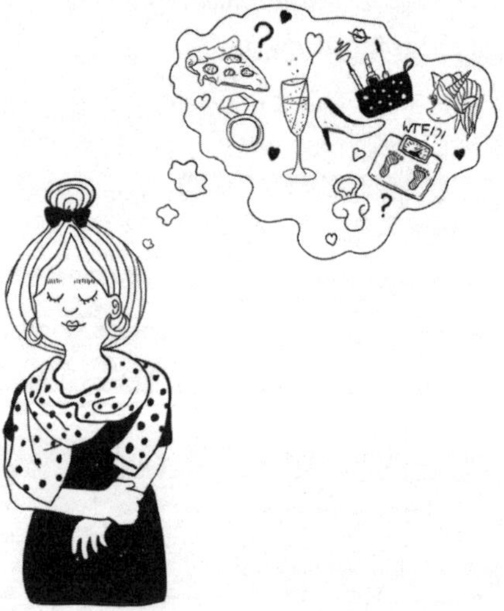

INHALTSVERZEICHNIS

VORWORT

Es ist ein heißer Sommertag, der 27. Juni, Siebenschläfertag. Meine Hände kleben vom Capri-Eis. Der brummende Standventilator kämpft gegen die flirrende Hitze. Meine Oma bringt mir Limonade, denn es ist mein siebter Geburtstag. Sie streicht mir die blonden Haare aus dem Gesicht. »Oma, ich will ein Pferd. Und einen Affen, wie Herr Nilsson!« Gebannt starre ich auf den Bildschirm, wo Pippi Langstrumpf gerade auf ihren Limonadenbaum klettert. »Oma, Pippi ist das stärkste Mädchen der Welt!«

22 Jahre später sitze ich wieder mit Eis vor dem Fernseher. Gleich ein ganzer Topf Ben & Jerrys mit Keksstückchen. Ich befinde mich seit Monaten in einer manifesten Quarterlife-Crisis, denn ich werde 30. Ich werde 30 und bin Single, Langzeitstudentin und bringe so viel Gewicht auf die Waage wie nie zuvor.

Ich frage mich, ob ich in den letzten Jahren zu blauäugig durch die Welt spaziert bin, und erkenne mich selbst nicht wieder. Wollte ich nicht die stärkste Frau der Welt werden? Unabhängig, unerschrocken und ohne Angst vor dem Leben, wie Pippi Langstrumpf? Im Moment fühle ich mich aber eher wie eine schlechte Mischung aus Bridget Jones und Dr. Gretchen Hase. Irgendetwas stimmt nicht mit mir.

Und so beginne ich aufzuschreiben, was mir durch den Kopf geht. Welche Fragen ich an das Leben habe. Und ich stelle fest, dass ich mit all den Fragen nicht alleine bin.

Hohe Erwartungen an sich selbst und eine gewaltige Portion Perfektionismus machen nicht nur mir, sondern vielen Frauen das Leben schwer. Bin ich gut genug? Hätte ich in meinem Leben einiges anders machen müssen? Gibt es überhaupt die eine große Liebe im Leben? Erst mal ein paar Kilo abnehmen, dann … Ja, was eigentlich dann?

Morgen essen wir vermutlich auch nicht weniger Schokolade und gehen nicht öfter zum Sport als heute – aber das macht auch rein gar nichts. Wir sind nämlich meistens ziemlich klasse, genau so wie wir sind. Nur an unserem Selbstwertgefühl und an unserer Wahrnehmung sollten wir etwas ändern. Die ist nämlich im östrogendurchfluteten Frauenhirn anders als im Männerhirn. Die Herren der Schöpfung stehen vor dem Spiegel, ziehen den Bauch ein, drücken die Brust raus und finden sich extrem sexy. Frauen beugen sich dagegen extra nach vorne, sodass sich kleine Speckröllchen bilden, in die sie erschrocken kneifen können: »FETT!« Unserem weiblichen Gehirn fallen meistens nicht die Vorzüge, sondern diverse Makel auf.

Also beschloss ich, alle möglichen verfügbaren Informationen über den weiblichen Körper, unser Gehirn, die Männer, was uns unterscheidet und wie es mit der Liebe so ist, zu sammeln. Bis wann wir Kinder bekommen können und was der Tod mit uns macht. Bei diversen Gläsern Wein und in vielen Cafés habe ich meine Erkenntnisse mit meinen Freundinnen besprochen. »Das musst du unbedingt aufschreiben, damit ich es nachlesen kann!« Notizen hatte ich zwar sowie stapelweise mit Textmarker markierte Fachbücher, aber mir fehlte die Initialzündung, um ein so großes Projekt zu starten. Ein Jahr später bekam ich sie als Link über WhatsApp, zitiert aus einem Online-Männerratgeber:

»Wie wir aber festgestellt haben, hängt der sexuelle Marktwert einer Frau in erster Linie von ihrem Alter, ihrer Schönheit und ihrer Fruchtbarkeit ab. Alles vergängliche Werte. Alles Werte, die mit jedem Altersjahr nach 20 kontinuierlich abnehmen.

Kann eine hübsche 25-Jährige mit Make-up noch einiges richten, wird dies mit jedem Jahr danach schwerer. Mit 30 wird es dann allzu deutlich. Die goldenen Jahre sind für eine 30-Jährige längst vorbei.«

Ich las diesen Text und konnte mein eigenes Ich sagen hören: »Stimmt doch irgendwie, bei mir sieht man die ersten Falten und ...«

Nein! Ganz einfach nein! Es stimmt nicht! Es ist an der Zeit, mit den Halbwahrheiten und Mythen rund um das Frausein aufzuräumen. Die Studien zu unserer Fruchtbarkeit, mit der es angeblich nach spätestens 35 Lebensjahren rapide bergab geht, entstammen Daten, die im 17. Jahrhundert in Frankreich gewonnen wurden – zu einer Zeit, in der es weder Antibiotika noch Elektrizität gab. Neuere Studien zeigen andere Ergebnisse, aber mehr dazu später.

Liebe Frauen, wir sind das schönere und stärkere Geschlecht! Und Männer altern genauso wie wir! Von wegen Männer werden nur reifer ...

Lasst euch nicht einreden, ihr müsstet irgendetwas anders machen, weil ihr weiblich seid! Unser Körper ist ein Wunder, in uns wachsen neue Menschen heran, und wir bringen sie mit all unserer Kraft auf die Welt. Jeden Monat schwanken die Hormone durch unseren Zyklus. Und wenn wir uns gerade daran gewöhnt haben, ändert sich wieder alles, und wir sind mitten in den Wechseljahren.

Zeit, ein paar Worte über die Frau zu verlieren!

AM ANFANG SIND WIR ALLE FRAUEN

ADAM ODER EVA?

Meine Mama schmiert mir ein Schulbrot mit Butter und Käse und legt einen Apfel daneben. Papa wünscht mir viel Glück für den ersten Tag in der weiterführenden Schule. »Jetzt gehst du schon ins Gymnasium! Die Zeit fliegt.« Ich bin ehrlich gesagt auch schon ziemlich aufgeregt, denn in der neuen Schule kenne ich so gut wie niemanden. Nur meine Grundschulfreundin Gianna kommt auch mit. Wir fahren ab heute jeden Tag eine halbe Stunde mit dem Bus nach Bensheim, einer kleinen Stadt, 20 Minuten von meinem Heimatort entfernt. Ich habe einen neuen Schulranzen bekommen, er ist nun nicht mehr pink mit Sternchen und in viereckiger Kastenform, sondern ein richtiger Eastpak.

In der Pause gibt es einen Brötchenverkauf und die Hälfte der Schüler bleibt bis zum Nachmittag in der Ganztagsschule. Gianna und ich stehen verloren in einer Schulhofecke herum. Endlich läutet die Schulglocke. »Jetzt haben wir Bio«, ruft Gianna und läuft los Richtung Biologiesaal.

Ich folge ihr und freue mich schon. Biologie wird mir richtig Spaß machen! In dem Unterrichtszimmer steht ein Skelett und Mikroskope gibt es auch. Vorne am Lehrerpult gibt es auch Plastikmodelle vom Auge. »Ziemlich cool, oder?«, sage ich zu Gianna, die neben mir sitzt. Die Biologielehrerin erklärt uns, was wir alles lernen werden. »Ihr werdet viel über den menschlichen Körper lernen und auch über die kleinsten Teile, aus denen wir bestehen. Die Zellen. Die schauen wir uns auch unter dem Mikroskop an. Habt ihr noch Fragen?«

Ja, ich habe eine und melde mich. »Entschuldigung, Frau Stanton, war das Skelett dort vorne eine Frau?«

Frau Stanton schaut ein bisschen verwirrt: »Das ist ein Plastikskelett Lena, kein echtes Skelett.«

»Ja, aber ist es ein Frauenplastikskelett?«, frage ich wieder.

»Das Skelett heißt Hugo und ist männlich.«

»Nein, Frau Stanton, das kann nicht sein. In unserer Schule haben wir gelernt, dass ein Mann eine Rippe abgibt und daraus die Frau gemacht wird. Dieses Skelett hat aber alle Rippen.«

Frau Stanton lächelt mich freundlich an und erklärt, dass das gar nicht stimme, wir hätten alle gleich viele Rippen. Ich bin furchtbar verärgert und enttäuscht. Warum sitze ich denn in der Schule, wenn die mir dort gar nicht die Wahrheit erzählen? Lustig ist es ja nicht hier. Da brauche ich dann auch nicht hinzugehen, wenn es gar nicht stimmt, was erzählt wird. Den Nikolaus gibt's nicht, den Osterhasen und das Christkind auch nicht. Was stimmt denn noch alles nicht? Ich hoffe, dass es wenigstens Dinosaurier gab, denn unsere Welt habe ich mir schon immer ziemlich verrückt vorgestellt mit den Dinos. Und vor allem frage ich mich, ob Dinos nicht auch Fell hatten. Woher weiß man solche Dinge? Ich stimme Pippilotta Viktualia Rollgardina Pfefferminz Efraimstochter Langstrumpf zu. »Die Leute sind auch dumm! In der Schule lernen sie Plutimikation, aber sich was Lustiges ausdenken, das können sie nicht.«

VOM SPERMIUM ZUR FRAU

Ein erwachsener Mensch besteht aus 100 Billionen Zellen, ein Zellklumpen der Extraklasse. Jede Zelle geht einem Beruf nach: Die einen sind als rote Blutkörperchen in unserer Blutbahn unterwegs, die anderen liegen sauber angeordnet nebeneinander und nennen sich Haut. Andere sorgen in unserem Auge dafür, dass wir Farbsignale wahrnehmen, und wieder andere sind verteilt in der Haut und nehmen Druck war. Im Gehirn laufen alle Informationen zusammen und Unmengen an Zellen sind für die Verarbeitung der ganzen Signale zuständig. Die Gehirnzellen bilden das Rechenzentrum und sind die Schaltzentrale unseres Körpers, gut geschützt von einem knöchernen Schädel. Übrigens: Die größte menschliche Zelle ist die weibliche Eizelle. Sie ist 0,12 Millimeter groß.

Unsere Zellen bestehen zu großen Teilen aus Wasser. Daher besteht auch unser Körper zum Großteil aus Wasser. Bei der Geburt bestehen wir zu 80 Prozent aus Wasser, nach 15 Jahren sind es nur noch knapp 60 Prozent. Dazu kommen ein bisschen Protein und Fett, ein paar Nukleinsäuren und fertig ist der Adam oder die Eva des Lebens. Das genaue Rezept im Detail:

Substanzklasse	Anteil am Körpergewicht (ungefähr)
Wasser	ca. 60
Proteine	16
Fette	10-30
Kohlenhydrate	1,2
Nukleinsäuren	1
Mineralstoffe	5

Der Bauplan des menschlichen Körpers ist tief im Inneren einer Zelle, in ihrem Zellkern, eingeschrieben. Dort wird unsere DNA, ein fadenförmiges Molekül aus Zucker, Phosphorsäuren und »Basenpaaren«, aufbewahrt. Die Abfolge der Basenpaare in der DNA stellt unsere Erbinformation dar. Da dieser Faden extrem lang ist, rollt er sich wie ein Wollknäuel zusammen, um Platz zu sparen. Unter dem Mikroskop sieht das Gebilde aus geknäulter DNA wie ein krummes Stäbchen aus. Ein sogenanntes Chromosom. Wir Menschen besitzen 46 Chromosomen, die sich in Zweierpaaren zusammentun: also 46 Chromosomen oder 23 Chromosomenpaare.

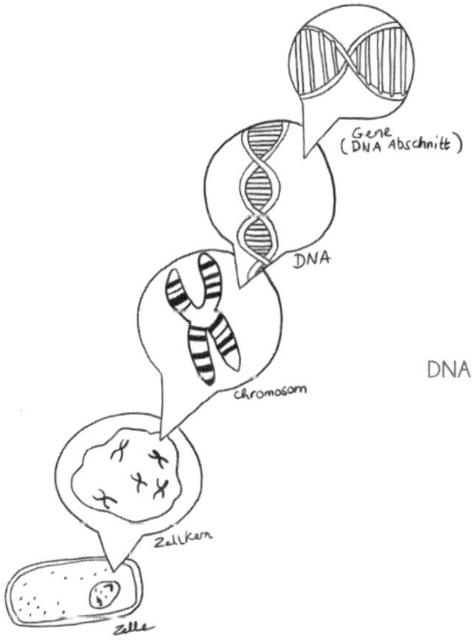

DNA

Jede menschliche Körperzelle hat 44 Chromosomenpaare, dazu gesellen sich bei den Frauen noch zwei X-Chromosomen, bei den Männern jeweils noch ein X- und ein Y-Chromosom. In den Eizellen und Spermien ist aber jeweils nur die Hälfte der Chromosomen vorhanden, damit sich beim Verschmelzen wieder genau 46 Stück ergeben – und nicht die doppelte Menge.

Die Spermien sind bunt gemischt, eine Hälfte von ihnen trägt ein X-Chromosom, die andere Hälfte ein Y-Chromosom. Bei der Befruchtung, wenn Eizelle und Spermium miteinander verschmelzen, legt sich dann das Geschlecht fest. Dringt ein Spermium mit einem zusätzlichen X-Chromosom in die Eizelle ein, die immer ein X hat, ist das Ergebnis XX, also ein Mädchen. Wenn ein Y-Spermium das Rennen gemacht hat, gibt es einen Jungen mit dem Chromosomensatz XY. Söhne erhalten ihr Y-Chromosom also immer vom Vater, da die Mutter nur eines ihrer beiden X-Chromosomen vererben kann. Unser Geschlecht wird daher bereits in der Sekunde des Aufeinandertreffens von Spermium und Eizelle festgelegt.

Bei einigen Tieren ist das anders, bei den Mississippi-Alligatoren beispielsweise entscheidet die Bruttemperatur über das Geschlecht des Nachwuchses. Bei 30 Grad Celsius schlüpfen ausschließlich Weibchen, ab 34 Grad vermehrt Männchen.

Unser X-Chromosom enthält jedenfalls über tausend Gene und deutlich mehr Informationen als ein männliches Y-Chromosom, in dem nur ein paar Dutzend Gene zu finden sind. Neben seinem Partner, dem X-Chromosom, wirkt das Y-Chromosom fast ein wenig kümmerlich.

Es ist dafür aber extrem robust und hat seit 25 Millionen Jahren, seit sich Affe und Mensch einen gemeinsamen Vorfahren teilen, nur ein einziges Gen verloren. Das zeigen Vergleiche der DNA von Rhesusaffen und Menschen.

Ein sehr wichtiges Gen auf dem Y-Chromosom fanden britische Forscher im Jahr 1990: das SRY-Gen, die »das Geschlecht bestimmende Region des Y-Chromosoms«. Denn zu Beginn einer Schwangerschaft zeigen Embryonen keine geschlechtsspezifischen Unterschiede und besitzen lediglich Geschlechtshöcker oder -falten als Vorstufe der Geschlechtsorgane.

Woher weiß nun ein kleiner Embryo im Bauch seiner Mama, was er entwicklungstechnisch als Nächstes tun soll?

Grundsätzlich entwickelt sich jeder Embryo zur Frau, es sei denn, jemand ruft laut: »Halt, stopp! Tue es nicht, werde ein Mann!« Dieser jemand ist das SRY-Gen. Es schaltet sich ungefähr in der siebten Woche an und sorgt mit seiner Anwesenheit dafür, dass sich statt der weiblichen männliche Geschlechtsorgane ausbilden. Hormone führen nun dazu, dass sich die »Müller-Gänge«, die Vorläufer von Gebärmutter, Eileiter und Vagina, ab diesem Zeitpunkt verschließen und nicht mehr weiterentwickeln. Das sogenannte »Anti-Müller-Hormon« veranlasst nun die Rückbildung der Müller-Gänge. Das Hormon Testosteron sorgt dafür, dass sich der Ur-Nierengang weiter zu den männlichen Geschlechtsorganen ausbildet. Aus dem Genitalhöcker wird bei den Männern der Penis und bei den Frauen die Klitoris.

Und bei uns Frauen entwickelt sich aufgrund der fehlenden Hormone der Müller-Gang.

Und warum haben Männer Brustwarzen?

Was heutzutage als nutzlose Verzierung für den männlichen Oberkörper dient, ist ganz einfach ein kleines Fehlprodukt der Embryologie. Denn die Milchleisten werden in der sechsten Woche angelegt, das SRY-Gen wird aber erst in der siebten Woche aktiv. Daher haben auch Männer Brustwarzen.

Nach 280 Tagen oder 40 Wochen oder ungefähr neun Monaten Schwangerschaft ist es dann so weit: Das Baby, im ersten Jahr Säugling genannt, wird geboren. Dass Babys bei der Geburt rund 100 Knochen mehr hätten als Erwachsene, stimmt dabei nur zum Teil – sie haben mehr Knochenteile, die erst später zusammenwachsen. Der kleine Schädel besteht zum Beispiel noch aus mehreren Knochenteilen, sogar kleine Lücken gibt es dazwischen – die Fontanellen. Bei der Geburt muss der Kopf durch den engen Geburtskanal der Mutter und bleibt durch diesen Mechanismus flexibel verformbar. Wenn bei der Geburt eine Saugglocke oder Geburtszange als Hilfe zum Einsatz kommt, setzt diese mit Druck am Köpfchen an und verformt somit auch vorübergehend den Schädel.

Die Gehirne von Neugeborenen sind bereits mit allen Gehirnzellen ausgestattet, die wir auch im späteren Leben noch besitzen. Allerdings sind sie noch weitgehend unvernetzt. Die Vernetzung findet ab dem Tag der Geburt intensiv statt.

Lange Jahre war unklar, inwiefern sich Mädchen und Jungen in der Kindheit unterscheiden. Sind sie von Geburt an unterschiedlich, sprich, spielen Mädchen von sich aus lieber mit Teetassen und schminken ihre Puppen, und Jungs spielen lieber Indianer und Cowboy oder mit ihren Feuerwehrautos? Oder beeinflussen wir unsere Kinder unterbewusst oder bewusst, sich mit ihrer Geschlechterrolle zu identifizieren?

Bücher wie *Männer sind vom Mars, Frauen von der Venus*, die von Geburt an Unterschiede in der Gehirnarchitektur von Mädchen und Jungen vermuten, werden heute von einigen Wissenschaftlern als nicht zeitgemäß angesehen. Der Einfluss der Peer-Groups und Eltern sei größer als angenommen, denn die biologischen Unterschiede seien zwar messbar, aber sehr gering. Eine Metaanalyse, also eine Recherche aller verfügbaren Studien zu einem Thema, ergab deutlich, dass die mathematischen Fähigkeiten von Mädchen und Jungen zwischen acht Monaten und sechs Jahren gleich gut sind.

Robert Plomin, Dozent am Institut für Psychiatrie in London, stellt außerdem klar, dass auch die verbalen Unterschiede zwischen Mädchen und Jungen extrem gering sind. In seinen Studien untersuchte er mehrere Tausend Zwillingspaare. Die Auswertung der Studien ergab, dass das Geschlecht der Kinder in Bezug auf die verbalen Fähigkeiten nur eine sehr kleine Rolle spielt. Vielmehr beeinflussen die Umgebung und die Gesprächspartner, mit denen die Kinder aufwachsen, ihre verbalen Fähigkeiten.

Während der gesamten Kindheit befinden sich die weiblichen Geschlechtsorgane in der Ruhepause, denn es findet keine Östrogenbildung statt. Das Östrogen spielt nicht nur eine wichtige Rolle im weiblichen Körper, sondern hat auch Einfluss auf das Denken. Jedenfalls stehen Gehirn wie Geschlechtsorgane in dieser Zeit unter keinem Östrogeneinfluss. Auch der Testosteronspiegel ist bei Jungen und Mädchen bis zum Alter von zehn Jahren gleich hoch, entgegen aller im Netz kursierenden falschen Nachrichten. Hormonell betrachtet, stehen also Jungs wie Mädchen unter dem gleichen Einfluss.

Dass sich im Alter von vier Jahren der Testosteronspiegel von Jungen verdoppele, um dann ein Jahr später wieder auf das alte Niveau abzusinken, sei ein »Ammenmärchen«, berichtet Dr. Oliver Blankenstein, Leiter der endokrinologischen Diagnostik an der Berliner Charité. Erst mit Beginn der Pubertät steigt bei den Jungen das Testosteron.

Bei Mädchen beginnt sie schon früher, ungefähr zwischen acht und 13 Jahren. Gesteuert wird sie von Hormonen, die in der Hirnanhangdrüse und den Eierstöcken gebildet werden. Hypothalamus-Hypophysen-Eierstock-Regelkreis nennt sich das Ganze. Die Mädchen bekommen einen Wachstumsschub, Hände und Füße werden größer. Die Brust beginnt, zu wachsen, die Schambehaarung setzt ein, die Hüften werden breiter und die Schweißdrüsen entwickeln sich. Im Verlauf der nächsten Jahre beginnt die Menstruationsblutung und der erste Eisprung setzt ein. Dauer und Beginn der Pubertät sind jedoch verschiedensten Einflüssen unterworfen.

Mitte des 19. Jahrhunderts bekamen Mädchen im Schnitt mit 17 Jahren ihre Periode, heute ist dies schon zwischen elf und 13 Jahren der Fall. Dafür gibt es mehrere Gründe: Übergewicht, Bisphenol-A in Plastik – da es das Sexualhormon Östrogen imitiert – und der Computer- bzw. Internetkonsum, der durch Lichteinfluss in unseren hormonellen Regelkreis eingreift, stehen aktuell in der Forschung zur Debatte.

Das Gehirn ist während der Pubertät Umbaumaßnahmen unterworfen, vor allem in wichtigen Kontrollzentren bauen sich Verbindungen ab und neu wieder auf. Zudem konnte in einem Versuch gezeigt werden, dass Jugendliche die Amygdala benutzen, einen Gehirnteil, der für emotionale und kurz entschlossene Handlungen zuständig ist, um die Mimik von Versuchspersonen auf Bildern zu interpretieren. Erwachsene Menschen nutzen hier den präfrontalen Cortex, einen Gehirnteil, der für logisches Denken zuständig ist. Vielleicht ein Grund, wieso Jugendliche oft impulsiv reagieren.

Aber auch das Leben nach der Pubertät bleibt bei uns Frauen irgendwie komplizierter als bei den Männern. Gerade wenn man unterwegs ist und keinen Tampon dabeihat, bekommt man seine Tage. Die Schlangen auf der Damentoilette sind immer unendlich lang, und mit ungefähr 30 Jahren hören wir auf einmal ganz plötzlich eine laut tickende Uhr, die uns mitteilen möchte, dass unsere Eizellen gezählt sind. Und im Vergleich zu den Männern kommen wir irgendwann in die Wechseljahre und unsere Hormonspiegel ändern sich rapide innerhalb einer sehr kurzen Zeitspanne.

ICH KOMME! DER WEIBLICHE ORGASMUS

Sehr zum Leid aller mich umgebenden Menschen schaue ich liebend gerne Trash-TV. Ich kann dabei bestens Wäsche falten, putzen, spülen, aufräumen und mein Gehirn einfach komplett ausschalten. In einer Folge von *Sommerhaus der Stars*, in der mehrere Promi-Paare ein schäbiges Ferienhäuschen beziehen und sich zwangsweise nach spätestens einer Woche alle auf die Nerven gehen, offenbart Micaela Schäfer vor laufender Kamera, dass sie noch nie beim Sex mit einem Mann einen Orgasmus hatte. Ihr Freund sitzt neben ihr und reagiert geschockt. »Das stimmt doch nicht!«, so sein Einwand.

»Habe ich dir jemals einen Orgasmus vorgespielt? Ich habe noch nie einen bekommen!«, erwidert Micaela daraufhin.

Ihr Freund Felix ist entsetzt und sagt fassungslos und sichtbar verletzt immer wieder: »Nein, das stimmt nicht.«

Ein seltenes Phänomen, das nur dieses Paar betrifft? Wohl eher nicht. Laut diverser Umfragen kommen weniger Frauen als Männer zum Höhepunkt. Wie der bei Männern aussieht, ist allgemein bekannt. Erregung, Erektion, Ejakulation – fertig. Dank des Hormons Oxytocin, das beim Sex ausgeschüttet wird und bei Männern für die maximale Entspannung sorgt, brauchen sie erst mal eine Pause, bevor es weitergehen kann. Und bei uns Frauen? Wie genau sieht ein weiblicher Orgasmus aus? Und was müssen wir machen, damit es klappt?

Ich bin zwar keine Sexualtherapeutin oder irgendetwas auch nur annähernd Ähnliches, ich habe aber fleißig recherchiert und folgende Erklärung gefunden:

Wäre die Erde eine Frau, müsste man ihr Lustzentrum generell zwischen Niedernhausen und Oberulmerach auf einem nicht ausgeschilderten Schleichweg rechts hinter der freiwilligen Feuerwehr suchen. Wäre die Erde ein Mann, könnte man das Lustzentrum mitten in New York finden, und damit es nicht übersehen wird, ist sicherheitshalber nochmal eine riesige Statue mit Zacken auf dem Kopf und einer Flamme in der rechten Hand als Wegweiser aufgestellt worden.

So kommt es, dass das gute Viagra seit 20 Jahren ein Kassenschlager für die männliche Erektion ist und bei Frauen der Potenz- oder Lustpillendurchbruch auf sich warten lässt. Viagra fördert bei Männern und Frauen die Durchblutung der Geschlechtsorgane, denn auch bei Frauen werden die entscheidenden Stellen besser durchblutet. In der modernen Gynäkologie wird Viagra zwar auch bei Orgasmusproblemen der Frau eingesetzt, jedoch hilft es nicht immer. Es hilft vor allem, wenn dem Lustproblem eine verringerte Durchblutung des Gewebes im Genitalbereich zugrunde liegt, beispielsweise durch starkes Rauchen oder eine Arterienverkalkung.

Wenn die Lust aber erst gar nicht so recht entstehen will, hilft Viagra nicht viel. Deshalb wird in aller Welt weiterhin über die weibliche Lust geforscht. Was die Forscher in jahrelanger Arbeit herausgefunden haben: Wir Frauen sind komplizierter als die Männer! Bei uns kann es eine körperlich messbare Erregung geben, die uns aber nicht zwingend Lust beschert.

Die Sexualpsychologin Meredith Chivers fand diesen nicht vorhandenen Zusammenhang spannend und begann mit ihrer eigenen Forschung zu dem Thema. Sie schnitt pornografisches Material jeder Art zusammen, verkabelte ihre Probandinnen und Probanden mit einem Messinstrument, das die Durchblutung der Genitalien misst, und wertete die Ergebnisse aus. Bei Männern stimmten die sexuellen Vorlieben mit der produzierten Erregung in der Hose überein, messbar durch das Instrument. Die Frauen steigerten ominöserweise ihre Durchblutung bei allen Szenen des Videomaterials, egal ob Hetero-, Homo- oder Affensexszenen und völlig unabhängig davon, ob sie eigentlich Lust oder Abneigung empfanden. Die Forscherin vermutet hier vielleicht einen Schutz- oder Überlebensmechanismus, ein passives »Bereitwerden«. Zudem ist das körperliche Feedback bei Frauen schwerer zu erkennen: Wir sehen unsere Erregung im Gegensatz zu den Männern nicht.

Außerdem ist unser Verständnis von Orgasmen sehr männlich geprägt. Die unausgesprochene Erwartung in vielen Schlafzimmern: »Wer nicht gekommen ist, hatte keinen guten Sex.« Das ist natürlich so überhaupt nicht richtig. Aus diesem Grund wird von weiblicher Seite häufiger mal ein Orgasmus vorgetäuscht, wo gar keiner war – und zwar häufiger in Langzeitbeziehungen als bei One-Night-Stands. Denn die Herren der Schöpfung sind eben feinfühlige Geschöpfe, und wir wollen ihnen ungern während des Geschlechtsakts und kurz nach ihrem absoluten Höhepunkt mitteilen, dass wir eigentlich noch nicht ganz fertig waren.

Tatsächlich muss Frau nicht zwingend einen Orgasmus haben, um befriedigt zu sein. Auch ein sexuell hohes Stimmungsplateau, also eine starke Erregung über eine längere Zeit, ist bei vielen Frauen ein sexuelles Hochgefühl. Dass man aber tatsächlich gar keinen physiologischen Orgasmus hatte, ist für Männer eben schwierig zu verstehen.

Das Thema Orgasmus bei Frauen scheint so komplex zu sein, dass viele Frauen sogar Dr. Google um Rat fragen, wie sich sowas denn eigentlich anzufühlen hat. »Weiblicher Orgasmus: Wie fühlt sich das an?« Leider ist der menschliche Körper nicht so einfach, und es gibt keine allgemeingültige Erklärung, wie sich ein Orgasmus im Einzelfall anfühlt. Noch weniger gibt es Google Maps mit einer Wegbeschreibung zum Ziel.

Ein Orgasmus läuft aber prinzipiell bei Männern und Frauen in vier gleichen Phasen ab:

1. ERREGUNGSPHASE

Sie kann wenige Minuten bis hin zu Stunden dauern. Puls und Blutdruck steigen an, die Geschlechtsteile füllen sich mit Blut und schwellen an. Bei Männern ist die Erektion des Penis sichtbar, bei Frauen schwellen Klitoris und Schamlippen an und werden durch das Blut rötlicher oder violetter (»sex skin«). Es bildet sich ein klarer Gleitfilm, der »reibungslosen« Geschlechtsverkehr ermöglicht, umgangssprachlich wird die Frau »feucht«.

2. PLATEAUPHASE

Das erste Drittel der Vagina verengt sich, sie bildet die »orgastische Manschette«, die den Penis umschließt. Das innere Drittel der Vagina weitet sich jedoch und schafft Platz für das Sperma. Das Ganze wird »Zeltphänomen« genannt. Außerdem schwillt die Gebärmutter an und hebt sich.

3. ORGASMUSPHASE

Durch rhythmische Stimulation – die ganz individuell schneller, langsamer, stärker oder sanfter sein kann – wird die Erregung gesteigert, bis sich an einem ganz bestimmten Punkt ein reflexartiger Bogen in unserem Körper abspielt, der Orgasmus genannt wird. Er wird als pulsierend, wellenartig, kribbelnd oder elektrisierend beschrieben. Rein physiologisch betrachtet, zuckt an diesem Höhepunkt das äußere Drittel der Vagina drei- bis zwölfmal rhythmisch. Ein durchschnittlicher Orgasmus besteht aus ungefähr fünf, ein intensiver aus zehn bis 15 Kontraktionen. Zunächst erfolgen die Zuckungen intensiv in weniger als einer Sekunde, daraufhin nimmt der Abstand zwischen den Zuckungen zu. Während eines Orgasmus stößt der Mann in der Regel Sperma aus. Auch bei Frauen kann ein Sekret aus den Paraurethraldrüsen, den Drüsen neben der Harnröhre, abgesondert werden.

Bei den Männern beginnt unmittelbar nach dem Orgasmus eine Zeit der sexuellen Unerregbarkeit, die »Refraktärphase«. Diese ist bei Frauen nicht vorhanden, sodass Frauen in der Lage sind, multiple aufeinanderfolgende Orgasmen zu erleben.

4. RÜCKBILDUNGSPHASE

Blutdruck und Puls normalisieren sich. Die Klitoris und die Schamlippen schwellen ab und die Gebärmutter nimmt ihren ursprünglichen Platz ein. Da das Blut wieder zurück Richtung Kopf und Körper fließt, nehmen die Schamlippen wieder ihre normale hellere Farbe ein.

Nun ist dieser Ablauf in vier Phasen bei den meisten Männern realistisch, bei vielen Frauen kann es so ablaufen, muss aber nicht. Manchmal kommt es nach der Plateauphase gar nicht zum Höhepunkt, manchmal kommt frau ohne Plateauphase direkt zum Höhepunkt – eventuell mehrfach. Vielleicht gilt bei uns Frauen: Alles kann, nichts muss! Wenn es also mal nicht zum absoluten Höhepunkt kommt, dann vielleicht beim nächsten Mal.

Viele Studien wurden zu dem Thema durchgeführt, und alle geben uns unterschiedliche Zahlen, wie häufig wir Frauen kommen oder eben nicht. Fakt ist jedenfalls: Wir kommen deutlich seltener als die Männer. Das Phänomen wird auch »Orgasm-Gap« genannt, angelehnt an das Wort »Pay-Gap«, das schlichtweg aussagt, dass wir für die gleiche Leistung weniger verdienen als Männer.

Ein evolutionär gesehen sehr wichtiger Punkt: Bei Männern ist der Orgasmus schon rein biologisch eine Notwendigkeit der Fortpflanzung, denn ohne Samenerguss können Eizelle und Spermium nicht zusammenkommen. Bei uns Frauen reicht die Plateauphase an sich aus.

Pauschal gesagt, ist unser Orgasmus eben ein wenig komplexer und auch stärker vom Kopf abhängig. Sobald es innerliche Blockaden gibt, der Partner nicht das Richtige tut oder sich zu wenig Zeit nimmt und sich unser Kopf aktiv einschaltet, ist es vorbei mit dem Orgasmus. Es gilt also, Leistungsdruck und Blockaden zu lösen. Immer gleiche Abläufe sind auf Dauer sowieso öde, daher schadet ein wenig Experimentierfreude nie.

Eine Pauschalempfehlung gibt es aufgrund der Individualität einer jeden Frau nicht, aber was die Wissenschaft über den weiblichen Orgasmus herausgefunden hat, gebe ich gerne an dieser Stelle weiter. Am Anfang, während der Erregungsphase, ist Abwechslung erlaubt: streichen, kreisen, klopfen. Experimentierfreude und Abwechslung sind bei Frauen in der Aufwärmphase beliebt und willkommen. Dann aber heißt es am Ball bleiben! In der Plateauphase kann zu viel Abwechslung nämlich ganz schnell den sexuellen Flop bedeuten.

Ein Forschungsprojekt hat 1000 Frauen interviewt und die Ergebnisse in einem interaktiven Lernprogram zusammengestellt. Unter www.omgyes.com gibt es Tutorials, Hilfestellungen und Übungen für Frauen und natürlich auch für Männer, die ihre Technik perfektionieren wollen.

KLEINE LEKTÜRE DER WEIBLICHEN ANATOMIE

Wieso spürt man einen Tampon beim Tragen nicht? Und wo liegt eigentlich der Muttermund? Da bei uns Frauen ein Großteil der Geschlechtsorgane unsichtbar im Inneren des Körpers liegt, habe ich eine kleines Nachschlagewerk der weiblichen Anatomie zusammengestellt.

DIE VULVA

Als Vulva werden alle äußerlich sichtbaren Geschlechtsteile einer Frau bezeichnet. Dazu gehören die Klitoris, die kleinen und großen Schamlippen und der Scham- oder Venushügel, die leichte Vorwölbung des weiblichen Schambeins.

Da die äußeren Geschlechtsteile auf Hormone reagieren, werden sie in der Pubertät größer und ausgeprägter. Auch ihre Farbe ändert sich: Sie werden stärker pigmentiert und damit dunkler als in der Kindheit. In den Wechseljahren verändert sich die Vulva wieder, die Haut wird dünner und trockener, das Fettgewebe wird weniger und die Klitoris verkleinert sich.

Die Vulva wird zusammen mit der Vagina auch als Scheide bezeichnet. Die Scheide besitzt genau wie unser Mund und der Darm ein individuelles Mikrobiom und wird von Milliarden Bakterien besiedelt. Wenn die natürliche Bakterienflora gestört ist, können schädliche Bakterien oder Pilze überhandnehmen, und es entstehen Krankheiten.

Das natürliche Scheidenmilieu ist eher sauer und wird von Milchsäurebakterien, sogenannten Laktobazillen, produziert. Die gleiche Art Bakterien, die auch Milchprodukte und Bierhefe für die Industrie herstellt, bevölkert unsere weibliche Scheide. Sie ernähren sich von Zucker, den die Hautzellen unserer Scheide bereitstellen, und verstoffwechseln ihn zu Milchsäure, der den pH-Wert der Scheide sauer werden lässt. In dieser sauren Umgebung können schädliche Bakterien und Pilze dann schlecht wachsen.

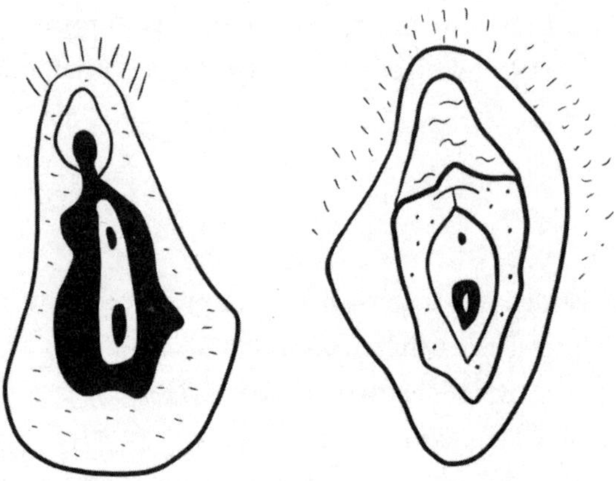

Vulva

DIE KLITORIS

Die Klitoris ist ein Teil der Vulva und unser Schwellkörper, ähnlich wie der Penis. Sie besitzt bis zu 8000 Nerven- und Sinneszellen und entsteht aus dem Genitalhöcker – wie auch der Penis. Entwicklungsgeschichtlich entspringen Klitoris und Penis also dem gleichen Organ.

Die Klitoris ist ganze 16 Zentimeter groß und paarig angelegt. Von außen sehen wir nur einen kleinen Teil von ihr, eine Art Hütchen oder Spitze. Deshalb wurde lange Zeit fälschlicherweise angenommen, dass nur dieser von außen sichtbare Teil die gesamte Klitoris darstelle.

Da nach der heutigen Erkenntnis der weibliche Orgasmus eine Mischform aus verschiedenen Stimulationswegen, vaginal und klitoral, ist, spielt die Stimulation der Klitoris beim Sex eine große Rolle.

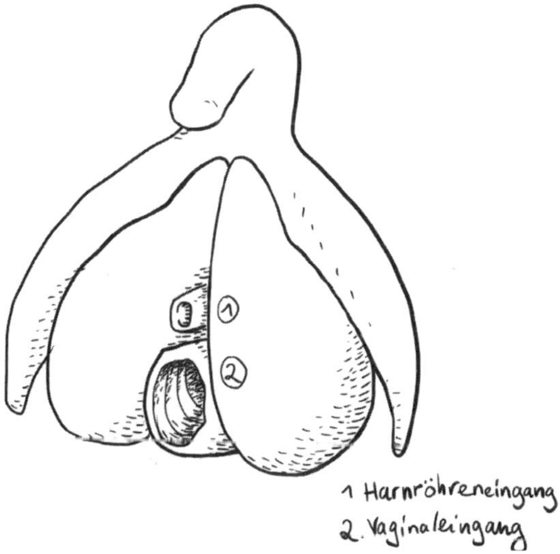

Klitoris

DIE VAGINA

Die Vagina ist der Teil der Scheide, den wir nicht von außen sehen können. Sie reicht vom Scheideneingang bis zum Gebärmuttermund, ist ungefähr zehn Zentimeter lang und ein muskulös-bindegewebiger Schlauch oder Kanal. Grundsätzlich besitzen wir in der Vagina viel weniger Nervenenden als zum Beispiel an der Klitoris, das ist der Grund, wieso wir Tampons oder Vaginalringe zur Verhütung in uns herumtragen können, ohne sie überhaupt zu spüren.

Die Vagina kann weiter oder enger sein, was vor allem mit der Beckenbodenmuskulatur um sie herum zusammenhängt. Spannt man sie an, wird die Vagina – besonders im unteren Teil – enger.

Mehrere männliche Gynäkologen haben bestimmte »Punkte« in der Vagina nach dem Anfangsbuchstaben ihres Nachnamens benannt. Ernst Gräfenberg gab einer rauen, geriffelten Stelle an der Vorderwand der Vagina, circa zwei bis vier Zentimeter vom Scheideneingang entfernt, den heute sehr populären Namen G-Punkt. Diesen Punkt beschreibt er als besonders sensibel und erregbar.

Nach Ansicht des Gynäkologen Chua Chee Ann aus Malaysia ist auch der sogenannte A-Punkt besonders sensibel. Er liegt in der Scheidenvorderwand, jedoch zwischen G-Punkt und Gebärmutterhals.

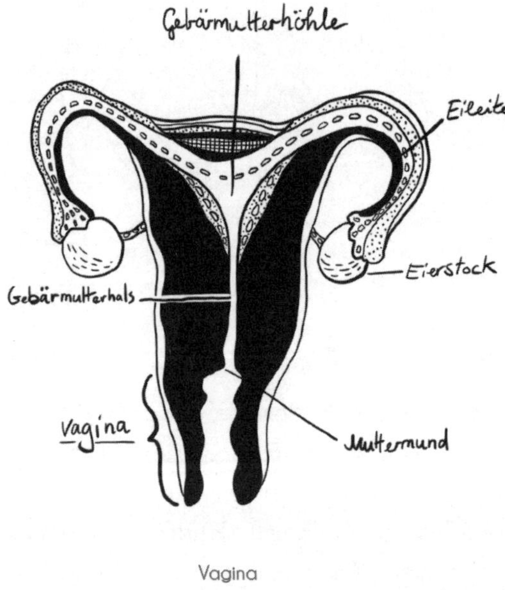

Vagina

DIE GEBÄRMUTTER (DER UTERUS)

Der Uterus oder die Gebärmutter ist ein muskuläres Hohlorgan. Sie sieht aus wie eine kleine auf dem Kopf stehende Birne, die innen hohl ist. Sie ist ungefähr faustgroß und in ihr wächst bei einer Schwangerschaft das Kind heran.

In der Antike dachte man, dass die Gebärmutter frei beweglich im ganzen Körper umherwandern kann. Man ging sogar davon aus, dass die Gebärmutter, wenn sie nicht regelmäßig mit Samen gefüttert wird, im Körper suchend umherirrt, sich im Gehirn festbeißt und eine sogenannte Hysterie auslöst (»hystéra« bedeutet im Griechischen Gebärmutter).

Ich kann medizinische Entwarnung geben: Die Gebärmutter kann selbstverständlich nicht im Körper umherwandern! Und das schon aus dem simplen Grund, dass sie an verschiedenen Bändern im kleinen Becken befestigt ist. Bei erwachsenen Frauen wiegt sie etwa 50 bis 60 Gramm, so viel wie eine halbe Tafel Schokolade. Während der Schwangerschaft wächst sie um ein Vielfaches ihrer Größe und ihr Gewicht kann bis über 1000 Gramm betragen. Durch das Zusammenziehen ihrer Muskulatur entstehen die Wehen.

Jeden Monat baut sich die Schleimhaut der Gebärmutter zyklusabhängig auf und wieder ab und es kommt zur Monatsblutung.

Man unterteilt die Gebärmutter in einen Hals und einen Körper. Als Gebärmutterkörper gilt der obere, breitere Teil. Er besteht hauptsächlich aus Muskulatur. In die rechte und linke obere Ecke des Körpers münden die Eileiter.

Das untere Drittel der Gebärmutter wird als Gebärmutterhals bezeichnet. Der unterste Teil ragt als Gebärmuttermund in die Scheide hinein und wird durch einen undurchdringlichen Schleimpfropf verschlossen. Dieser verdünnt sich während der fruchtbaren Tage und bei der Menstruation. Dann öffnet sich der Kanal um wenige Millimeter, damit das Menstruationsblut austreten oder Spermien eintreten können.

DIE EIERSTÖCKE (OVARIEN) UND DIE EILEITER

Die Eileiter sind paarige kleine Schläuche, die eine Verbindung von der Gebärmutter zu den Eierstöcken herstellen. Die Ovarien sind ungefähr so groß wie Walnüsse und liegen rechts und links neben dem Uterus. Sie sind an drei verschiedenen Bändern aufgehängt, damit sie nicht der Schwerkraft folgen und herunterhängen. In den Eierstöcken ist schon vor der Geburt die Anzahl der Eizellen festgelegt, in der Regel ein bis zwei Millionen. Die Eizellen ruhen dann im Randbereich der Eierstöcke, bis sie an der Reihe sind und heranwachsen.

Während eines jeden Menstruationszyklus reifen dann mehrere Eizellen heran, ungefähr 15 bis 20 Stück. In welchem Eierstock sie heranreifen, im rechten oder linken, entscheidet der Körper per Zufall. Jede Eizelle reift in einem sogenannten »Follikel« heran, einer Art Eihaut mit weiteren Zellen, die für das Wachstum notwendig sind. Nur ein Follikel wird als sogenannter »dominanter Follikel« groß genug, um beim Eisprung zu platzen und die Eizelle in den Eileiter freizusetzen. Der Rest der gereiften Eizellen geht leider unter.

ALLE MONAT' WIEDER

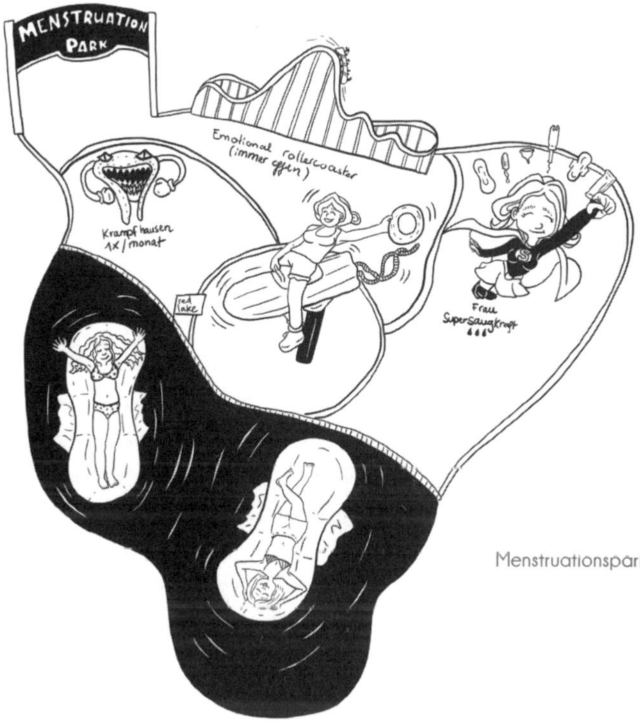

Menstruationspark

Am Berliner Alexanderplatz lief ich mit einem Arbeitskollegen durch die Geschäfte, als er plötzlich stehen blieb und mich fragte: »Was ist denn bitte eine Menstruationstasse?«

Ähm. »Das ist so ein Silikonbehälter, den man bei der Menstruation zum Blutauffangen benutzt und der halt keinen Müll produziert.«

Er schaute mich ziemlich verdutzt und mit leicht angewiderten Gesichtszügen an. «Und den wäscht man dann per Hand immer wieder aus oder wie?«

Ich musste lachen. Ja, die weibliche Menstruation ist nicht gerade das Lieblingsthema der Männer. Um ehrlich zu sein, habe ich während der Recherche zu meinem Buch den Eindruck bekommen, dass Männer Todesangst bei der Vorstellung haben, selbst monatlich aus einer Körperöffnung zu bluten.

Während unseres Lebens bekommen wir diese monatliche Blutung 400- bis 500-mal. Sie markiert den Beginn und das Ende unserer körperlich fruchtbaren Zeit. Nach neueren wissenschaftlichen Erkenntnissen ist es aber kein »richtiges« Blut, so wie das in unseren Adern, sondern zum Großteil besteht die Flüssigkeit, die wir während unserer Periode aussondern, aus abgestoßener Gebärmutterschleimhaut.

Gerinnen kann das Menstruationsblut auch nicht, es wird höchstens klumpig. Ein schlauer Zug der Natur, denn ansonsten hätten wir ja in unserer Gebärmutter oder Vagina monatlich ein Blutgerinnsel. Im Schnitt verlieren wir jeden Monat 80 bis 100 Milliliter Blut bzw. Schleim – so viel wie ein kleines Parfümfläschchen. Es kann auch das Doppelte sein, bis zu 200 Milliliter gelten als vollkommen normal. Das entspricht ungefähr dem Inhalt eines Sektglases. In der Stadt haben Frauen ihre Tage länger und verlieren mehr Blut als auf dem Land. Den Grund dafür kennt die Wissenschaft aktuell noch nicht.

Deutlich einfacher haben es unsere Hauskatzen, die werden alle ein bis drei Wochen rollig, und ihre Ovulation, also der Eisprung, wird nur stimuliert, wenn auch tatsächlich Geschlechtsverkehr stattfindet. Falls die Katze nicht begattet wurde, findet eben ein Zyklus ohne Eisprung statt. Deshalb hat eine Katze keine Menstruationsblutung. Ziemlich praktisch.

Unser menschlicher Zyklus dauert im Schnitt 28 Tage. Der erste Tag ist der Beginn der Blutung. Unser Körper scheidet ein nicht befruchtetes Ei mitsamt der schön weich gepolsterten, gut durchbluteten Schleimhaut aus, die er mühevoll während des Zyklus als neues Zuhause für eine befruchtete Eizelle aufgebaut hat. »Die brauchen wir ja nun nicht mehr!«

Unser Körper räumt auf und wir dürfen die Spuren von Tampons oder Binden aufsaugen lassen. Oder eben von Menstruationstassen.

Aber einmal ist keinmal und daher fängt unser Körper nach der Blutung sofort mit dem Aufbau einer neuen Schleimhaut in der Gebärmutter an. Eine Eizelle muss für den Fall der Befruchtung natürlich auch bereitstehen. Deshalb schickt unsere Hirnanhangdrüse Hormone in den Körper: »Follikelstimulierendes Hormon – Abfahrt!«

In den Eizellen reifen als Reaktion auf dieses Hormon mehrere neue Follikel, die Eibläschen, heran. In den Wänden dieser Eibläschen wird das Hormon Östrogen gebildet. Mit der Zeit werden die Follikel immer größer und setzen mehr Östrogen frei. Sobald genug Östrogen im Körper messbar ist, weiß unser Hirn automatisch Bescheid. »Die Eibläschen sind groß genug!« Sie sollen den Sprung Richtung Gebärmutter wagen. Große Mengen an LH, dem luteinisierenden Hormon, werden jetzt von der Hirnanhangdrüse ausgeschüttet. Die Eiblase, die zu diesem Zeitpunkt gerade am größten ist, hat das Rennen gewonnen. Sie platzt und schickt eine Eizelle aus ihrem Inneren los. Diese wandert nun von den Eierstöcken Richtung Gebärmutter, auf der Einbahnstraße namens Eileiter. Sie bleibt eine kurze Zeit befruchtungsfähig und wartet auf ein Spermium.

Der Follikel, der im Eierstock ohne seinen Inhalt zurückgeblieben ist, schrumpft zu einem kleinen gelben Knäuel zusammen und beginnt, Progesteron, das Gelbkörperhormon, zu produzieren. Es signalisiert unserer Gebärmutterschleimhaut: »Leute, mein Ei ist auf dem Weg zu euch. Macht alles zur Einnistung fertig!«

Und so beginnt die Gebärmutter wieder mit der gastfreundlichen Vorbereitung einer Schlafmöglichkeit und baut ihre Schleimhaut weiter um und auf. Wenn sich keine befruchtete Eizelle einnistet, stirbt der Gelbkörper ab. Östrogen- und Progesteronspiegel sinken. Das Zeichen für unseren Körper, mit der monatlichen Blutung wieder alles aufzuräumen. Wir bekommen unsere Periode und ein neuer Zyklus beginnt.

Nun sind diese Vorgänge alle hormongesteuert. Aber leben wir als Frau abhängig von unseren Hormonen und müssen schlechte Laune als Nebeneffekt unseres Zyklus ertragen?

Grundsätzlich werden alle oben genannten Hormone durch das Blut in unseren gesamten Körper ausgeschüttet. Das Östrogen in der ersten Zyklushälfte sorgt für schöne Haut und hat einen stimulierenden Effekt auf die oberste Hautschicht. Es fördert die tägliche Erneuerung und Regeneration der alten Hautzellen. Auch der Kollagenaufbau in der unteren Hautschicht kann durch das Östrogen angeregt werden, und in die Hautschichten wird vermehrt Wasser eingelagert, was sich positiv auf die Spannkraft der Haut auswirkt. Viele Frauen fühlen sich in dieser Phase schöner, kreativer und konzentrierter.

Im Gehirn sorgt Östrogen für eine Hemmung des Neurotransmitters GABA (Gamma-Amino-Buttersäure), der eine angstlösende und dämpfende Wirkung auf uns hat. Diese Wirkung lässt also nach.

Botenstoffe wie Serotonin, Noradrenalin und Glutaminsäure arbeiten durch Östrogen jedoch verstärkt. Vereinfacht gesagt, haben wir mehr Glückshormone, mehr Stresshormone und mehr Glutaminsäure (der Gegenspieler von GABA, sie ist unter anderem für das Abstraktionsvermögen zuständig und regt das Denken an). Dank der Glutaminsäure fällt uns Frauen das »An-nichts-Denken« also tatsächlich schwerer. Und zumindest in meiner subjektiven Erfahrung können sich die Glücks- und Stresshormone auch sehr schnell mal abwechseln. Oder sie kommen gleichzeitig. Vielleicht verstehen uns die Männer deshalb so schwer.

In der zweiten Phase unseres Zyklus sorgt das Progesteron für Wassereinlagerungen und eine Gewichtszunahme. Im Gehirn bindet es an der gleichen Stelle wie GABA und wirkt dämpfend und einschläfernd, aber auch angstlösend und entspannend. Eine Funktion, die uns in der Schwangerschaft zugutekommt. Denn hier steigt der Wert von zehn Mikrogramm/Liter im ersten Drittel der Schwangerschaft auf bis zu 422 Mikrogramm/Liter am Ende der Schwangerschaft an – und eine gewisse Entspanntheit für hochschwangere, werdende Mütter ist sicher eine gute Eigenschaft. Eine Studie aus Boston beweist sogar, dass mütterlicher Stress für die Hirnentwicklung eines Säuglings Gift ist. Mutter Natur hat wunderbarerweise an alles gedacht.

Progesteron erhöht auch unsere Körpertemperatur um einen halben Grad und somit auch den Stoffwechsel und den Appetit. Es lässt uns besser und tiefer schlafen, aber verlangsamt unsere Darmtätigkeit und kann so zu Unregelmäßigkeiten im Stuhlgang führen. Schwangere leiden deshalb häufig unter Verstopfungen.

Das Hormon schützt aber auch unser Gehirn: In den 1980er-Jahren bemerkten Forscher, dass die weiblichen Ratten, denen sie eine Hirnverletzung zufügten, zyklusabhängig weniger Schaden davontrugen als die männlichen. Auch die Ergebnisse der »ProTECT«-Studie zeigen: Progesteron schützt unser Hirn. In dieser Studie wurde Patienten auf der Intensivstation mit traumatischen Hirnverletzungen drei Tage lang entweder hoch dosiert Progesteron oder eben ein Placebo gespritzt. In der Placebo-Gruppe starben 30 Prozent an ihren Hirnverletzungen, in der Progesteron-Gruppe nur 13 Prozent.

Kurz bevor wir unsere Tage haben, fallen dann sowohl der Östrogen- als auch der Progesteronspiegel auf niedrige Werte ab.

Inwiefern dies eine Frau individuell in ihrer Stimmung beeinflusst, ist aktuell Gegenstand der Forschung. Jeder geht einfach davon aus, dass Frauen kurz vor ihrer Periode zickig und launisch sind. Es ist quasi ein ungeschriebenes Gesetz, dass der Menstruationszyklus auf Frauen wirkt wie eine hormonelle Achterbahnfahrt. In den Tagen vor den Tagen leiden Frauen eben an übertriebener Emotionalität. Wer auch immer diesen Mythos in die Welt gesetzt hat, er ist falsch!

Eine große Übersichtsarbeit von Sarah Romans und Kollegen aus dem Jahr 2012 belegt, dass in allen bisher durchgeführten Studien kein Zusammenhang zwischen der Stimmung von Frauen und ihrem Monatszyklus nachgewiesen werden konnte. Die Forscher hatten dafür 47 englischsprachige Studien mit über 4000 befragten Frauen analysiert. In einer eigenen Studie mit 76 Frauen bestätigte sich das Ergebnis der ersten Arbeit. Die Frauen hatten sechs Monate lang täglich ihre Launen auf einem kleinen mobilen Computer eingegeben und ihre Laune hing vom Stress, von dem sozialen Umfeld oder ihrer Gesundheit ab. Nicht aber von ihrem aktuellen Zyklus.

Diese Ergebnisse bedeuten für uns nicht, dass wir uns Bauchschmerzen, Abgeschlagenheit oder ein Spannen in der Brust vor der Periode einbilden. Es bedeutet lediglich, dass wir keine Hormonopfer sind, sondern emotional generell etwas empfindlicher für bestimmte Einflüsse als Männer. »Hat die ihre Tage oder warum ist die so zickig?« ist also wissenschaftlich betrachtet eine falsche Aussage. Wir wissen es besser.

FRAUENMEDIZIN STATT MÄNNERSCHNUPFEN

Die Gendermedizin erregt die Aufmerksamkeit meiner männlichen Medizinerkollegen: »Ist das jetzt wieder so ein Feministen-Ding?« Das nicht, aber offensichtlich herrscht hier massiver Aufklärungsbedarf. Genauer trifft eigentlich der Begriff »geschlechtsneutrale Medizin« zu. Denn die Unterschiede zwischen Männern und Frauen ziehen sich durch das gesamte Bild der Medizin, vom Gesundheitsverhalten über Symptome bis zur Therapie.

Frauen haben zum Beispiel ein stärkeres Immunsystem, weil das X-Chromosom die meisten Gene trägt. Auch solche für das Hirn und Immunsystem. Nach Impfungen weisen Frauen eine bessere Antikörperbildung auf und sind generell weniger gefährdet für Infektionskrankheiten. Dafür sind sie häufiger von Autoimmunerkrankungen, wie der Multiplen Sklerose und rheumatischen Erkrankungen, betroffen.

Unsere Körper sind grundsätzlich auch anders zusammengesetzt als die der Männer, was Auswirkungen auf den Stoffwechsel hat. Männer nehmen bei einer niedrigkalorischen Diät mehr an reinem Fett – in Zahlen 2,2 Kilogramm mehr – ab als Frauen. Wir wiederum verlieren mehr Knochenmasse, nämlich 1,3 Kilo. Zu diesem Ergebnis kam eine Studie mit über 2000 adipösen Teilnehmern in verschiedenen Ländern.

Unsere Körperzusammensetzung beeinflusst aber nicht nur wie und was wir abspecken, sondern auch, wie Arzneimittel auf uns wirken. Diese verteilen sich nämlich über das Fettgewebe oder im Körperwasser und werden dann meist über die Niere oder Leber abgebaut. Unterschiede in Wirkung, Wirkdauer und Nebenwirkungen können die Folge sein. Ein Beispiel für die Unterschiede in der Enzymausstattung ist die Alkoholdehydrogenase im Magen, die bei Männern deutlich aktiver ist und beim Alkoholabbau eine Rolle spielt. Bei Frauen wird der Alkohol langsamer abgebaut und wir haben mehr davon im Blut.

Es wird aber noch viel Forschungsarbeit vonnöten sein, was die genauen Unterschiede bei der Verschreibung und Dosierung von Arzneimitteln ausmacht und wie sich der Stoffwechsel im Detail unterscheidet. Bisher gibt es in den Studien zur Zulassung von Arzneimitteln und bei der Probandenanzahl nämlich grundsätzlich keine Vorschriften bezüglich einer ausgeglichenen Geschlechterquote. Meistens werden Studien lieber am Mann gemacht: Er verwendet keine oralen Kontrazeptiva, kann nicht schwanger werden und somit ungewollt durch ein Medikament einen Fötus in Gefahr bringen, und seine Hormone unterliegen keinem monatlichen Zyklus. Demnach sind Frauen in den frühen Phasen klinischer Studien unterrepräsentiert. Nur für sehr wenige Medikamente wird eine unterschiedliche Einnahme für Frauen und Männer vorgeschrieben. So zum Beispiel bei dem Schlafmittel Zolpidem, es soll Frauen nur in halber Dosis verschrieben werden. Die Unterscheidung in weiblich und männlich macht also absolut Sinn, um die Medizin personalisierter zu gestalten und bei optimaler Dosierung möglichst wenig Nebenwirkungen zu erhalten.

AUF EINEN BLICK: WIR FRAUEN HABEN …

- ✔ mehr Körperfett und eine andere Verteilung des Fetts im Körper (mehr an Hüften und Beinen)
- ✔ weniger Muskel
- ✔ weniger Körperwasser
- ✔ ein kleineres Herz

- ✔ kleinere Lungen (Frauen atmen 30.000-mal/Tag, Männer nur 23.000-mal)
- ✔ andere Sexualhormone
- ✔ weniger Magensäure
- ✔ eine langsamere Filterarbeit der Niere
- ✔ Unterschiede in der Leberenzym-Aktivität (Alkohol wirkt bei Frauen anders als bei Männern).

Wichtig für alle Raucherinnen unter uns: Als Frau hat man bei gleicher Anzahl an Zigaretten ein höheres Risiko für Herzinfarkte und Schlaganfälle, Osteoporose und Krebs – nur weil man weiblich ist. Lungenkrebs ist bei Männern aktuell rückläufig, bei Frauen verzeichnen wir einen deutlichen Anstieg aufgrund des Rauchens. Was in den 1950er-Jahren noch für Frauen verpönt war, ist heute gesellschaftlich gar kein Problem. Und deshalb rauchen viel mehr Frauen als früher. Studien zeigen auch, dass es Frauen schwerer fällt, mit dem Rauchen aufzuhören, als Männern. Vielleicht, weil wir von Natur aus etwas anfälliger für Stress sind.

Dafür haben Frauen ein niedrigeres Risiko, an Diabetes zu erkranken. Denn unser Hormon Östrogen beeinflusst die Insulinempfindlichkeit der Zellen. Männer haben somit, biologisch gesehen, ein höheres Risiko für Diabetes. Die unterschiedliche Fettverteilung von Frauen und Männern spielt auch hier eine Rolle. Männer haben mehr Leber- und Bauchfett, Frauen setzen eher an Beinen und Hüften an. Gut für uns! Denn ein erhöhter Bauchumfang, bei Frauen ab 80 Zentimetern und bei Männern über 94 Zentimeter, gilt als wichtiger Risikofaktor für Schlaganfall, Diabetes Typ 2 und die koronare Herzkrankheit.

Bei Frauen wird eine Depression weltweit doppelt so häufig diagnostiziert wie bei Männern. Zum einen liegt das daran, dass Männer andere Symptome aufweisen, die wir mit dem »klassischen« Bild einer Depression nicht unbedingt verbinden. Gereiztheit, Aggressivität, erhöhte Risikobereitschaft und geringe Impulskontrolle sind nur ein paar Beispiele. Zudem ist das Thema noch schambehafteter als bei Frauen, und das ist vielleicht ein Grund, wieso die Krankheit bei Männern seltener diagnostiziert wird. Da Männer zwei- bis dreimal häufiger Suizid begehen, geht man aktuell von einer hohen Dunkelziffer der Depression aus.

Die Medizin passgerecht »zuzuschneiden«, die bestmögliche Krankheitsvorbeugung durch eine genaue Risikoanalyse und die exakte Anpassung der Medikamente an den individuellen Körper wäre für die Zukunft der Medizin wünschenswert. Dazu gehört auch, sich mit der Gendermedizin zu beschäftigen. Ist eben doch mehr als so ein neues »Frauending«.

VON SCHEIDENPILZ, ENDOMETRIOSE, PCO, BLASENENTZÜNDUNG & CO.

SCHEIDENPILZ

Jucken, Brennen und geruchloser weißlicher Ausfluss. Ein Fall für Dr. Google, denn das Thema brennt auf der Seele und ist furchtbar unangenehm. Dr. Google sagt: Wahrscheinlich ist es ein Scheidenpilz. Das Ganze lässt sich schnell und unkompliziert behandeln und die passenden Medikamente gibt's ohne Rezept in der Apotheke.

Was sich erst mal furchtbar anhört, ist eigentlich gar nicht schlimm und betrifft drei von vier Frauen. Die kleinen Hefepilze, namentlich Candida albicans, kommen als Teil der ganz normalen Darmflora bei vielen Menschen vor und sind auch im weiblichen Intimbereich Dauerbewohner.

Dort wohnen ansonsten vor allem sogenannte Döderlein-Bakterien, die Milchsäure bilden und für einen sauren pH-Wert sorgen. Jede Frau hat eine ganz individuelle Truppe aus verschiedenen Laktobazillenarten. Pro Milliliter Scheidenflüssigkeit sind ungefähr 100 Millionen bis eine Milliarde Keime nachweisbar. Sie sorgen für den sauren Schutzschild der Vagina und können zum Beispiel durch Stress, Antibiotika oder die Pille reduziert werden. Sobald der Schutzschild ins Wanken gerät, können sich die Hefepilze vermehren. Die Überbevölkerung der Pilze führt zu keinerlei innerlichen Entzündungen und hat langfristig keine negativen Folgen auf unsere Gesundheit – im Gegensatz zu beispielsweise bakteriellen Infektionen, die unbedingt vom Arzt abgeklärt werden sollten. Der Pilzbefall kann mit rezeptfreien Cremes und Vaginaltabletten aus der Apotheke behandelt werden. Verschwindet das Brennen und Jucken nicht innerhalb weniger Tage oder machen sich unangenehme Gerüche bemerkbar, sollte unbedingt ein Arztbesuch erfolgen, um eine mögliche bakterielle Infektion zu erkennen und zu behandeln.

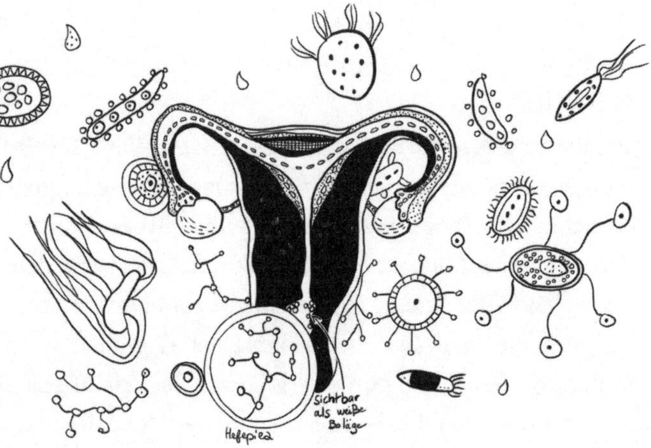

Vaginales Mikrobiom und Scheidenpilz

PCO – POLYZYSTISCHES OVARIALSYNDROM

Das PCO-Syndrom ist die häufigste hormonelle Störung bei Frauen im gebärfähigen Alter. Akne, übermäßiger Haarwuchs, Übergewicht und Zyklusstörungen sind typische Anzeichen für die Erkrankung. Häufig sind die Betroffenen auch übergewichtig.

Bei manchen Frauen sind die Abstände zwischen der Periode länger als 35 Tage, was sich »Oligomenorrhö« nennt. Die »Amenorrhö« bezeichnet das Ausbleiben der Blutung – auch das kann vorkommen. Durch körperlichen oder seelischen Stress kann es jedoch auch bei Frauen ohne PCO vorübergehend zu Zyklusstörungen kommen.

In Europa sind ungefähr fünf bis zwölf Prozent der Frauen von einem PCO betroffen. Im Ultraschall kann der Frauenarzt in den Eierstöcken viele Zysten sehen, die wie schwarze »Löcher« auf dem Bild aussehen. Ohne weitere Symptome sind solche Zysten jedoch nicht beweisend für ein PCO, da sie auch bei Frauen mit regelmäßigem Zyklus manchmal vorkommen.

Wie genau das PCO-Syndrom entsteht, ist noch nicht genau erforscht. Eine wichtige Rolle bei der Entstehung scheinen ein gestörter Zuckerstoffwechsel und eine Insulinresistenz zu spielen. Bei häufigem und hohem Zuckerkonsum schüttet der Körper sehr viel Insulin aus, das auf die Insulinrezeptoren wie ein Schlüssel wirkt. Es öffnen sich Türen zu den Körperzellen und der Zucker kann so aus dem Blut in die Muskeln oder in die Leber transportiert werden.

Wenn zu viel Insulin im Blut umherschwimmt, werden die Insulinrezeptoren jedoch irgendwann unempfindlich und lassen sich nicht mehr so gut aufschließen. Es kommt zur sogenannten Insulinresistenz.

Daneben scheint auch ein Überschuss an männlichen Hormonen zum Entstehen der Erkrankung beizutragen. Regelmäßige Bewegung, Sport und eine ausgewogene Ernährung wirken sich sehr positiv auf ein PCO aus – zumindest, wenn Übergewicht und Insulinresistenz vorliegen. Weitere Therapiemöglichkeiten sind die Antibabypille oder, wenn ein Kinderwunsch besteht, das Verschreiben von Arzneimitteln, die den Eisprung anregen.

BLASENENTZÜNDUNGEN

Ein weiteres Problem tritt unter Frauen häufiger auf als bei Männern: die Blasenentzündung. Bei Männern ist die Harnröhre deutlich länger als bei uns Frauen, deshalb müssen Bakterien einen viel längeren Weg »hochklettern«.

Der Verursacher der Blasenentzündung ist in den meisten Fällen ein Darmbakterium namens E. coli. Dieses Bakterium gelangt durch eine sogenannte Schmierinfektion in die Nähe der Harnröhre, das heißt vom After oder Stuhl über Berührungen oder Gegenstände. Die fiesen Bakterien haben kleine Motoren, die Flagellen, mit denen sie sich fortbewegen. Damit sie nicht weggespült werden, besitzen sie kleine Klebeärmchen, die Pili. Die kleinen Bakterien wandern also mit ihren Flagellen unsere kurze Harnröhre hoch bis in die Blase und kleben sich dort an die Wand. Der Spruch »Wir heben unsere Gläschen auf das Wohl der Bläschen!« ist tatsächlich korrekt, denn durch viel Trinken und Wasserlassen werden die Bakterien, die sich auf dem Weg »nach oben« befinden, ausgespült.

Wir bemerken die Blasenentzündung durch häufiges Wasserlassen, Brennen und Schmerzen. Bei Fieber, Schüttelfrost oder Blut im Urin sollte dringend der Arzt aufgesucht werden, da eine Blasenentzündung auch noch weiter »nach oben« steigen kann, bis hin zu den Nieren. Unterstützend kann bei häufig geplagten Frauen D-Mannose dauerhaft eingenommen werden, denn D-Mannose dockt an die Pili der E.-Coli-Bakterien an, sodass sie nicht mehr so gut festkleben können.

Schwedische Forscher haben übrigens ein Eiweißmolekül namens LL-37 entdeckt, das von den körpereigenen Schleimhautzellen gebildet wird, die unseren Urinaltrakt von innen auskleiden. Es kann sich an die Zellwand von Bakterien anheften und sie zerstören.

ENDOMETRIOSE

Das Chamäleon der Gynäkologie: die Endometriose. Diese Krankheit, die etwa fünf bis 15 Prozent aller Frauen betrifft, wird deshalb

Chamäleon genannt, weil ihre Symptome sehr vielfältig und unterschiedlich sind. Im Schnitt vergehen deshalb auch über zehn Jahre vom ersten Auftreten der Symptome bis zur Diagnose.

Bei der Endometriose beginnt das Gewebe der Gebärmutterschleimhaut, das sogenannte Endometrium, sich an Orten im Körper außerhalb der Gebärmutter anzusiedeln. Das »versprengte« Gewebe kann im ganzen Körper, sogar in der Lunge, vorkommen und ist manchmal nur so groß wie ein Stecknadelkopf. Besonders häufig sind aber Bauch- und Beckenraum, Eierstöcke, Eileiter und tiefe Wandschichten der Gebärmutter betroffen.

Da die Endometrioseherde auf Hormone genauso reagieren wie das Endometrium an Ort und Stelle in der Gebärmutter, wachsen sie während des Zyklus mit der Gebärmutterschleimhaut mit. Da ann es zu chronischen Bauch- und Rückenschmerzen kommen. Außerdem können sich blutgefüllte kleine Hohlräume im Körper, sogenannte Zysten, bilden. Denn die Endometrioseherde können bluten, das Blut kann aber je nach Lage nicht abfließen.

Wieso es dazu kommt, dass sich Gebärmuttergewebe an anderen Stellen ablagert, ist bis heute noch nicht geklärt. Eine Theorie besagt, dass durch eine »umgekehrte« Menstruation Zellen in den Bauchraum gelangen können. Kurz vor dem Eisprung gibt es einen Sog von der Gebärmutter in die Eileiter, vermutlich, damit Spermien den Zielort besser erreichen. Auf diesem Weg können aber auch Endometriumzellen Richtung Eileiter gelangen oder durch die Eileiter in den Bauchraum. Andere Theorien besagen, dass die Endometriose durch Umwandlung von Zellen direkt an den jeweiligen Orten entstehen.

In jedem Fall sollte eine Endometriose frühzeitig behandelt werden, da so die Chancen für eine langfristige Beschwerdefreiheit am größten sind.

DIE TAMPONKRANKHEIT

Es sollte immer die kleinstmögliche Tampongröße gewählt und der Tampon sollte so häufig wie möglich gewechselt werden. Spätestens alle vier bis acht Stunden. Aber wieso eigentlich?

Um das Risiko, an der ernst zu nehmenden »Tamponkrankheit« zu erkranken, zu minimieren. Diese Krankheit heißt in Wahrheit Toxic-Shock-Syndrom (TSS) und betrifft nicht nur Frauen, daher ist der Begriff »Tamponkrankheit« eigentlich irreführend.

Grundsätzlich gelangen beim TSS Bakterien der Gattung Staphylococcus aureus in den Körper. Das kann zum Beispiel auch über eine Wunde passieren und nicht nur durch Tampons. Wenn im Körper noch keine Antikörper gegen die Staphylokokken vorhanden sind, so wie häufig bei jungen Mädchen, können sich die Keime im Körper bei 37 Grad Celsius optimal vermehren.

Sogenannte Bakterientoxine, Giftstoffe der Bakterien, gelangen dann in den Blutkreislauf und können schwere Kreislauf- und Organversagen bis hin zum Tode verursachen. Frauen sind vom TSS häufiger betroffen. In Deutschland waren im Jahr 2016 beispielsweise nur 14 Männer, aber 67 Frauen betroffen. Am häufigsten sind Frauen zwischen zehn und 50 Jahren betroffen, was auf den Zusammenhang mit der Menstruation unter Verwendung von Tampons hindeuten könnte – aber nicht muss. Die Theorie dahinter: Tampons könnten die Scheidenflora verändern, sodass Bakterien leichter in den Körper eindringen können.

Laut einer Studie des New York University Medical Centers könnte die Verwendung von Tampons aus Biobaumwolle oder Menstruationstassen das Auftreten eines TSS verringern, aber nicht verhindern.

Daher gilt: Die Hände gut waschen, auf eine unbeschädigte Verpackung des Tampons achten, lieber eine kleinere Größe wählen und regelmäßig wechseln.

EXKURS: ÜBER DIE WEIBLICHE BESCHNEIDUNG

In vielen afrikanischen Ländern, im Irak, im Jemen und in Malaysia wird sie praktiziert: die Frauenbeschneidung. Dabei werden Mädchen teilweise oder vollständig die äußeren Genitalien, also kleine und große Schamlippen und die Klitoris, entfernt. Ohne medizinische Begründung, oft ohne Betäubung und von medizinisch nicht geschultem Personal, teilweise mit stumpfen Skalpellen, mit Rasierklingen oder Glasscherben. In vielen Ländern gibt es den Beruf der Beschneiderin, sie zieht durch die Dörfer und wird von Eltern bezahlt, um aus ihren Töchtern »Frauen zu machen«.

Eine Mischung aus Tradition und medizinischen Mythen führt dazu, dass ganze Dörfer und Kulturen glauben, die weiblichen Geschlechtsorgane seien unrein. »Wenn die Klitoris den Penis berührt, fällt er ab«, berichtet mir eine alte Frau aus einem kleinen Dorf in der Nähe von Boussouma in Burkina Faso. Andere Frauen im Dorf erklären mir, wieso die Beschneidung eine Tradition ist: »Kein Mann will eine unbeschnittene Frau haben. Unbeschnittene Frauen gehen fremd und prostituieren sich.« Eine andere alte Dame erklärt mir: »Wenn die weiblichen äußeren Genitale ein Baby bei der Geburt berühren, stirbt es. Denn sie sind giftig.«

Nach meinem Abitur bin ich nach Burkina Faso gereist. Für drei Monate habe ich in dem westafrikanischen Land gelebt, teilweise in der Wüste ohne Strom und fließend Wasser. Ich wollte verstehen, wieso jährlich ungefähr drei Millionen Mädchen dieser unnötigen Tortur unterzogen werden, bei der sie nicht selten sogar sterben. Oder an den medizinischen Folgen ihr Leben lang leiden. Entzündungen, Narben, Zysten, Verklebungen und Fisteln sind nicht selten Folge dieser Praktik.

Bei der radikalsten Form der Beschneidung werden die kleinen Schamlippen und die Klitoris abgetrennt und die großen Schamlippen zusammengenäht. Infibulation nennt sich diese Form, bei der nur ein kleines Loch für Urin und Menstruationsblut gelassen wird. Häufig verklumpt das Menstruationsblut dann im Unterleib und die Mädchen haben starke Schmerzen. In der Hochzeitsnacht muss mit roher Gewalt geöffnet werden, was einst zugenäht wurde. Laut Schätzungen der WHO sterben 25 Prozent der Mädchen an der Infibulation oder ihren Folgen.

Häufig ist neben der Infibulation die Exzision, die Entfernung der Schamlippen und Klitoris ohne Vernähen, so auch in Burkina Faso. Damit die Wundränder nicht aneinanderkleben, wird eine Art Asche oder Seife auf die Wunde aufgetragen.

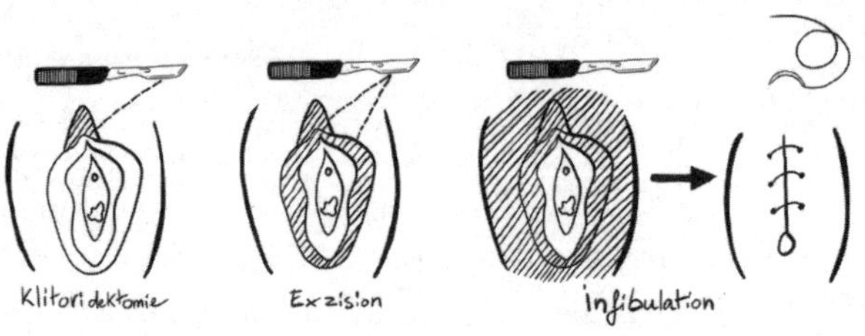

Die Frauenbeschneidung

»Warum tut man das seiner Tochter an?«, habe ich mich selbst im Alter von knapp 18 Jahren gefragt und wollte deshalb nach

Westafrika reisen. Um zu verstehen, wieso Mütter ihre Töchter beschneiden lassen.

Grundsätzlich ist mittlerweile in vielen Ländern der Welt die Beschneidung offiziell verboten, aber niemand verfolgt strafrechtlich diese Praktik. Denn wo kein Kläger, da kein Richter. Die Fälle werden nicht angezeigt, da es gar kein Unrechtsbewusstsein bei den Menschen gibt. In den Dörfern wird seit Jahrhunderten die Beschneidung praktiziert, die Tradition war bisher Teil ihres Lebens. Die Menschen können oft nicht schreiben oder lesen, haben keinen Personalausweis, nie eine Schule besucht und noch nie ihr Dorf verlassen. Alles, was sie wissen, haben sie von ihren Eltern und den Dorfältesten gelernt. Und dazu gehören auch diese absurden »Weisheiten«. Die Eltern tun ihren Kindern diese im Grunde barbarische Folter an, da sie ihnen etwas Gutes tun wollen. Eine Frau ohne Ehemann und ohne gesellschaftliche Akzeptanz wird kein schönes Leben haben. Und so besteht die Tradition fort.

Die Zahlen sind zum Glück leicht rückläufig, immer öfter wird diese Praktik hinterfragt und nicht mehr durchgeführt. Teilweise durch Aufklärungsarbeit, teilweise, da mehr Kinder in die Schule gehen und eine Bildung genießen, in die Hauptstädte ziehen und ihre eigenen Kinder vor der Beschneidung schützen möchten. Weltweit sind trotzdem 200 Millionen Frauen beschnitten worden. Auch in Deutschland sind schätzungsweise 65.000 Frauen betroffen. Laut Terre des Femmes, einer gemeinnützigen Menschenrechtsorganisation, die sich für ein gleichberechtigtes und selbstbestimmtes Leben von Mädchen und Frauen weltweit einsetzt, sind jährlich in Deutschland 13.000 Mädchen von der Genitalverstümmelung bedroht.

Das Thema geht uns alle etwas an!

Kleiner Nachtrag zur Wortwahl »Genitalverstümmelung« oder »weibliche Beschneidung«. Ich war nach meinem Afrikaaufenthalt bei einer Podiumsdiskussion mit zwei betroffenen Frauen in Berlin. Sie berichteten auf der Bühne über die Praktik der Beschneidung in Burkina Faso. Beides tolle, starke Frauen, die selbst unter den schweren Komplikationen ihrer Beschneidung leiden und nun gegen diese Praktik in ihrem Land kämpfen – und in ihrer Heimat deshalb viel Kritik einstecken müssen. Eine deutsche Dame aus dem Publikum stand auf, unterbrach die Burkinabé mitten im Redefluss und forderte: »Das Wort Beschneidung dürfen Sie nicht benutzen, denn es ist verharmlosend. Es heißt Genitalverstümmelung.« Pause. Alle schauten sich irritiert an. Erklären wir jetzt als weiße Mitteleuropäerinnen den afrikanischen Frauen, die die Praktik über sich ergehen lassen mussten, dass sie sich in Europa als verstümmelte Menschen bezeichnen und ansehen müssen?

Natürlich trifft der Fachterminus »Genitalverstümmelung« rein objektiv besser zu als Beschneidung. Dennoch können auch Worte stigmatisieren und verletzen und sollten im Kontext korrekt ausgewählt werden. So findet man in meinem Text daher beide Begriffe – und ich denke, es ist nach diesem Kapitel klar, dass die weibliche Beschneidung keine harmlose Sache ist.

VON DER VENUS
ODER
AUS BRANDENBURG

SEI EINFACH DU SELBST. ABER BITTE ANDERS

»Du wirst durch dein ewiges In-der-Welt-Rumtingeln nie einen Mann finden, der sowas mitmacht! Wenn du so weiter machst, wirst du deinen Lebensabend allein verbringen!« Autsch. Das hat gesessen. Ausgangspunkte für diesen Streit sind meine Trennung und mein Flugticket nach Lanzarote: Ich wollte die kompletten Semesterferien dort verbringen, wie jede freie Minute – seit sieben Jahren. Ab ins Ausland, ab in die weite Welt! Mit dem Unterschied, dass ich diesmal fast niemanden mehr habe, der in Deutschland noch auf mich wartet. Kaum Freundinnen und jetzt auch keinen Freund mehr.

Tief getroffen und schmollend sitze ich auf meinem kunterbunten Trolli in der Abflughalle in Frankfurt und beobachte die Menschen um mich herum. Paare, Familien, Geschäftsreisende.

Ja, ich bin vielleicht irgendwie anders, und es ist kompliziert mit mir. Ich bin auch keine gute Freundin gewesen. Viele Geburtstage und Ausflüge, sogar Hochzeiten und Beerdigungen habe ich verpasst, weil ich immerzu verreisen wollte. Nach und nach haben sich Freundinnen und Freunde von mir distanziert, mich seltener eingeladen. Nach und nach haben wir uns auseinandergelebt.

Ich hatte einfach einen unstillbaren Drang, die exotischsten Länder zu bereisen. Warum? Eine richtige Erklärung dafür habe ich nicht. Ich wollte sehen und spüren, wie es sich dort so lebt. Es hat sich einfach richtig angefühlt.

Für vier Monate habe ich im Oman, direkt neben Saudi-Arabien, dem Jemen und den Vereinigten Arabischen Emiraten gelebt und im Royal Hospital in Muscat in der chirurgischen Abteilung der Klinik mitgearbeitet. »Was willst du denn im Oman?«, »Dürfen

Frauen da überhaupt Auto fahren?«, »Wie kommt man denn auf die Idee?!«

Ganz einfach: Ich wollte mal eine Weile in einer muslimischen Welt leben, denn ich fand die Vorurteile, die es in Deutschland gegenüber dem Islam gibt, sehr einfältig. Da man allein durchs Bücherlesen die Menschen und ihre Kultur nicht verstehen kann, bin ich nach einigen Überlegungen und Bewerbungen in Muscat gelandet.

Mein großer Traum war seit der Schulzeit: Medizin studieren und die Welt sehen! Deshalb habe ich viele Praktika in Indonesien, Australien, Sri Lanka, im Oman, in Burkina Faso und Marokko absolviert und die Medizin in jedem Land erleben dürfen. Von Ayurveda und Schlangenbissen in Sri Lanka bis zum Gesundheitssystem und zur Betreuung einer australischen Footballmannschaft in Sydney.

Die traditionelle chinesische Medizin steht übrigens noch auf meiner Liste! Und, ja, ich bereue nichts. Ich liebe es, aus dem Leben zu lernen und sehe es genau wie Einstein: »Der Horizont vieler Menschen ist wie ein Kreis mit Radius Null. Und das nennen sie dann ihren Standpunkt.«

Aber das viele Reisen hat Schattenseiten und nur sehr wenige Freunde verstehen mich wirklich und stehen voll hinter mir.

Die meisten meiner Freunde pflegen statt dauerhaft die Welt zu bereisen ihre sozialen Beziehungen, Jahr um Jahr, Seite an Seite. Wenn an Geburtstagen Gruppenbilder und Collagen verschenkt werden sollen, müssen alle erst mal nach einem Bild mit mir drauf suchen, weil ich ja meistens nicht da gewesen bin. Und ohne Facebook-Alarm denkt eigentlich niemand mehr an meinen Geburtstag. Habe ich mich über die Jahre einsam gereist?

In einer Studie habe ich gelesen, dass Freundschaften, die sieben Jahre überleben, für immer bleiben. Bei mir haben nur zwei Freundschaften sieben Jahre überlebt.

Gleich ist Boardingzeit und ich suche irgendwo in den Untiefen meiner Tasche den Reisepass. Ein Buch über die richtige Partnerwahl habe ich auch dabei, es geht darum, wer aus neurobiologischer Sicht zu wem passt.

Auf den Kanarischen Inseln verbringe ich meine Zeit mit Lesen, Yoga, Surfen und Outdoor Camping. Ich kaufe mir einen kleinen uralten Opel Corsa und vergesse mein aktuelles »Leben in Deutschland«. Das Leben, in dem alle Freunde ringsherum auf ihre Hochzeiten einladen, Einfamilienhäuser kaufen und Kinder bekommen. Bei mir existiert keine Familie, keine Beziehung. An freien Tagen und abends fühle ich mich oft einsam. Ich verspüre ein klaffendes Loch irgendwo in meinem Herzen und fühle einen unerklärbaren Druck, wenn ich mir all die glücklichen Paare und Familien anschaue.

Aber auf Lanzarote gibt es diesen Druck und diese Leere für mich nicht. Es gibt hingegen jeden Tag Sonne, Meer und den Geruch von After-Sun auf der Haut. Und die Gedanken an die Zukunft schiebe ich lieber beiseite.

Morgens trinke ich meinen Kaffee in der kanarischen Variante »cortado leche leche«, ein Espresso mit süßer Kondensmilch, und fahre mit meinem kleinen türkisfarbenen Opel durch die verschlafenen Orte, um die besten Strände mit den besten Wellen zu finden. Manchmal fällt dabei das Radio aus seiner Halterung oder die Tür geht bei der Fahrt auf – der spanische TÜV ist eben etwas kulanter. Aber mein Opel erfüllt seinen Dienst und irgendwie mag ich seine Macken sehr.

Ich habe wunderbare Freunde hier: Vicky, die polnische Surflehrerin und ihre Freundin Helen, Grafikdesignerin aus London. Beide kenne ich seit vielen Jahren und ich wohne auch bei ihnen. Sandra aus der Schweiz, die kurzerhand den türkisfarbenen Corsa mitgekauft hat. Wenn wir beisammensitzen, lachen wir so viel, dass mir regelmäßig der Bauch wehtut. Wir trinken morgens um zehn Sangría und essen dazu Paella. Sandra lässt sich ihren Knöchel tätowieren und Vicky nimmt einen braun-weiß gefleckten Hund aus dem Tierheim auf: Zape heißt er.

Eines Morgens surfe ich bei perfekten Bedingungen. Glasklares Wasser, kein Wind und keine Wolke am Himmel. Ich nehme eine Welle und will gerade wieder zurück aufs Meer paddeln, als direkt vor meiner Nase ein schimpfender Spanier von seinem Surfboard springt. Ich war ihm gedankenversunken in den Weg gekommen. Er legt sich wieder auf sein Surfbrett und paddelt zu mir. Ich erwarte eine Standpauke und ein grimmiges Gesicht – stattdessen schenkt er mir ein breites Lächeln und schaut mich mit strahlend grünen Augen an. Er sagt: »No pasa nada« und fragt mich, wie ich heiße. »Äh, soy Lena«, mehr fällt mir leider gerade nicht ein. »Encantada, sehr erfeut. Soy Manuel.« Er macht noch ein paar Witze über deutsche Surfer und wie sich die Deutschen sonst an alle Regeln der Welt halten, aber im Wasser anscheinend nicht. Wir surfen und lachen noch eine Weile, bis ich Hunger bekomme und aus dem Wasser gehe.

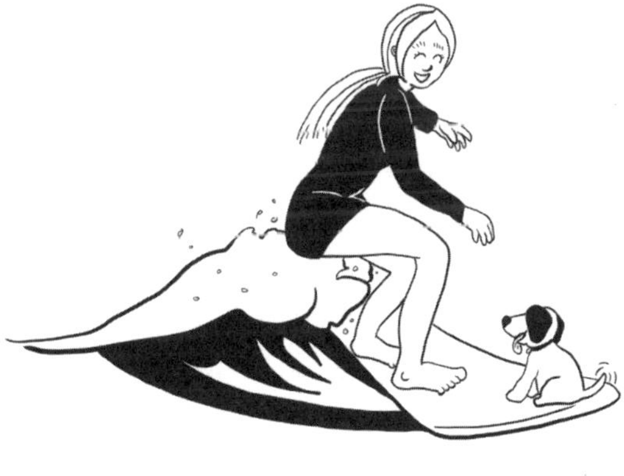

Heute Abend bin ich auf eine Party eingeladen, auf dem Dach eines Hauses direkt am Meer. Wir grillen Fisch, essen spanische scharfe Würste (»salchichas«), trinken Wodka-Red-Bull und Wein. Ein Freund von mir spielt Gitarre und wir singen. Wir singen, lachen, tanzen. Ich beschließe, mit den Jungs früh am nächsten Morgen auf die Nachbarinsel La Graciosa aufzubrechen, natürlich wegen der Wellen. Dort gibt es keine Autos, nur Fahrräder und weiße Sandstrände wie in der Karibik. Meine Freundin Sandra holt mich um fünf Uhr morgens ab.

Abgemacht war, dass ich mich so um halb zwölf nachts melde, damit sie mich abholen kann. Im Eifer des Gefechts habe ich ganz vergessen, Bescheid zu sagen! Ein Taxi gibt es weit und breit nicht und so fährt Sandra fünfeinhalb Stunden später mit unserem Klappercorsa vor. Sie lacht müde und ist nicht im Geringsten sauer, dass ich vergessen habe, Bescheid zu sagen. Während sie mit der ollen Gangschaltung kämpft, will sie wissen, wieso ich eigentlich so grinse. Manuel! Der Surfer, dem ich am Vormittag im Weg rumgepaddelt bin, saß auch auf der Dachterrasse, und wir haben uns kaputtgelacht. Die Insel ist eben klein und Sandra die entspannteste Freundin der Welt. Auch wenn wir uns noch gar keine sieben Jahre kennen, ich glaube, wir leben uns so schnell nicht mehr auseinander.

In diesen Monaten auf Lanzarote fühlte ich mich seltsam frei. Ich legte ich mich jeden Abend hundemüde, mit sandigen Füßen und einem Lachen auf den Lippen ins Bett. Ohne mir den Kopf über Fehler und Zukunftsängste zu zerbrechen lebte ich einfach Tag für Tag. Morgens wusste ich meistens nicht einmal, was ich eigentlich überhaupt machen wollte. Ich ließ mich einfach vom Leben dahintreiben.

Und das Fazit? Jeder ist eben, wie er ist, und es finden sich immer die passenden Menschen im Leben. Menschen, die einen lieben, so wie man ist. Die einem keine Vorwürfe machen, dass man sich nicht so verhält wie erwartet. Die Menschen sind eben einfach unterschiedlich und genauso verschieden sind auch die Lebenswege. Manche Menschen sehnen sich nach Abenteuer und Freiheit, andere nach Sicherheit, einer Familie und einem Zuhause. Muss man sich ändern, nur weil man das eine oder das andere ist? Wenn alle gleich wären, wäre die Welt ja ziemlich langweilig.

Und wieso jeder Mensch und jede Persönlichkeit sich von einer anderen unterscheidet, habe ich im nächsten Kapitel recherchiert und aufgeschrieben.

DARF ICH VORSTELLEN: IHR GEHIRN

Unser Gehirn ist ein Wunderwerk der Natur. Jedes Säugetier verfügt über Milliarden von Gehirnzellen, sogenannte Synapsen, die dafür sorgen, dass wir uns bewegen, atmen, schlafen und Gefühle spüren können. Das menschliche Gehirn wiegt im Schnitt rund 1,5 Kilogramm – das männliche circa 200 Gramm mehr als das weibliche –, während das eines Pottwals knappe zehn Kilo auf die Waage bringt. Bezogen auf das Körpergewicht liegen wir Menschen jedoch recht weit vorne: Unser Gehirn beträgt etwa zwei Prozent unseres Körpergewichts, bei den Affen liegt es bei ungefähr einem Prozent und bei Elefanten macht es nur 0,2 Prozent des Gesamtgewichts aus. Sieger sind in diesem Vergleich die Spitzmäuse, ihr Gehirngewicht beträgt sogar vier Prozent ihrer Körpermasse.

Dass Mäuse nicht schlauer als Elefanten oder wir Menschen sind, leuchtet auf den ersten Blick ein. Aber wieso sind größere Gehirne nicht schlauer als kleine? Es kommt natürlich darauf an, was drin ist. Die Lebensmittelindustrie nutzt diese »Mehr ist mehr«-Denkweise gerne und macht die Verpackung einfach größer als den eigentlichen Inhalt. Wer schon mal Cornflakes oder Chips gegessen hat, weiß, wovon ich spreche. Für den gleichen Inhalt wird die Packung einfach etwas größer gemacht.

In unseren menschlichen Gehirnen sind bei uns Frauen die Gehirnzellen dichter gepackt und zeigen eine größere Anzahl von Verbindungen als bei Männern. Wie intelligent man ist, hängt also nicht nur von der Anzahl an Gehirnzellen, sondern von der Vernetzung der Gehirnzellen untereinander ab. Unser Gehirn ist über die Jahrtausende während der Evolution »gewachsen« und besteht deshalb historisch betrachtet aus drei unterschiedlichen Teilen. Der älteste Teil ist unser sogenanntes Reptilienhirn. Es kontrolliert unsere Körperfunktionen, die Atmung, den Herzschlag, den Schluckvorgang und sogar, wie viel Salz wir im Blut haben.

Der zweitälteste Teil ist das sogenannte limbische System, das alle Säugetiere besitzen. Mit dem Erwerb dieses limbischen Systems können Säugetiere ihre Kinder lebend gebären und soziale Gruppen formen. Das limbische System gibt ihnen die Fähigkeit, sich um ein Lebewesen zu kümmern, es zu füttern, zu verteidigen und großzuziehen. Das mesolimbische Gehirnareal sorgt auch dafür, dass Säugetiereltern für ihre Kinder sterben würden, während ein Salamander nicht mit dem Auge zuckt, wenn eines seiner Kinder aufgefressen wird. Das limbische System ist im weiblichen Gehirn übrigens stärker ausgeprägt als im männlichen. Daher schreibt man Frauen die Eigenschaft zu, Situationen oder Gespräche emotionaler zu bewerten als Männer.

Der dritte und neueste Teil unseres Gehirns ist unser Stirnhirn, der sogenannte Neokortex, bestehend aus den zwei sichtbarsten Teilen, die von außen an eine Walnuss erinnern. Katzen und Hunde haben einen kleinen Neokortex, Affen einen recht großen und wir Menschen haben den allergrößten Neokortex. Dank seiner können wir sprechen, schreiben, abstrakt planen und Probleme lösen. Unser Stirnhirn denkt immer logisch. Die anderen, die alten Hirnteile, denken jedoch nicht immer logisch, sondern werden durch Hormone regelrecht gesteuert. Im mesolimbischen System sind die Hormone Dopamin, Oxytocin, Serotonin und noch viele weitere beteiligt. Wir können aus diesem Grund nicht willkürlich oder logisch entscheiden, eine bestimmte Person zu lieben. Wir können daher auch oft dem Eisbecher nicht widerstehen, obwohl wir auf Diät sind. Unser Stirnhirn unterliegt öfter, als uns lieb ist, den alten, unlogischen Hirnteilen.

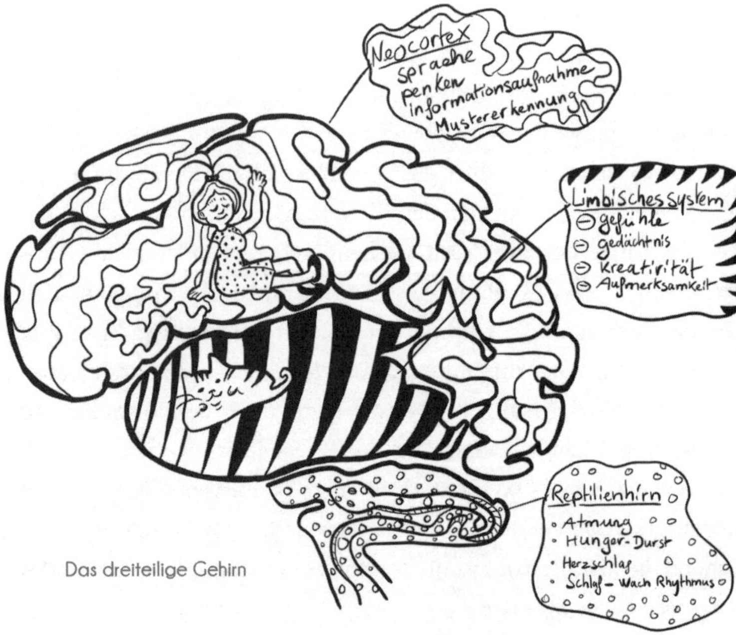

Das dreiteilige Gehirn

Daher können wir unser emotionales Leben zwar beeinflussen, aber nicht herumkommandieren. Unser Stirnhirn sitzt wie ein Reiter auf seinem Pferd, dem hormongesteuerten mesolimbischen System. Bei Frauen geht dieses Pferd insbesondere unter Stresseinfluss schnell durch, und der Reiter hat eine ganze Weile keinen Einfluss darauf, wohin das Pferd galoppiert. Bei Männern werden zwar gleich viele Stresshormone ausgeschüttet und sind auch im Blut messbar, aber sie wirken durch das männliche Hormon Testosteron anders auf das Gehirn. Vereinfacht gesagt, fahren ihre Computersysteme unter Stress runter, während das bei uns nicht der Fall ist: Wir fahren unsere neuronale Aktivität bei negativen Emotionen sofort hoch.

Frauen berichten laut einer wissenschaftlichen Umfrage im alltäglichen Leben häufiger über größere Ängstlichkeit. Sie schildern auch häufiger Niedergeschlagenheit und stufen in Studien zur emotionalen Verarbeitung Bilder, die Krankheit und Verlust darstellen, als unangenehmer ein als Männer.

Sind Frauen wirklich von der Venus und Männer vom Mars?

Nein. Zutreffender wäre eher, Frauen sind aus Berlin und die Männer aus Brandenburg. Unsere Gehirne sind nicht so weit voneinander entfernt wie zwei unterschiedliche Planeten, sondern wie zwei nebeneinanderliegende Regionen. Nicht deckungsgleich, aber sehr nahe beieinander. Die Unterschiede in der Gehirnarchitektur zwischen Geschlechtern sind also kleiner, als bisher angenommen wurde, aber sie sind da.

Der größere Unterschied entsteht vor allem durch die verschiedenen Hormone, die auf unser Gehirn wirken. Der untere Parietallappen ist bei Männern im Schnitt deutlich größer. Er liegt zu beiden Seiten im Cortex, knapp über den Ohren und ist für das visuell-räumliche Verständnis zuständig.

Bei den Männern ist er auf der linken Seite stärker ausgeprägt, während er bei Frauen ungefähr symmetrisch ausgebildet ist. Der Blutfluss im Gehirn und die Verarbeitung von Glukose, also einfachem Zucker, wie er auch in Schokolade zu finden ist, ist im weiblichen Gehirn größer. Das liegt vor allem daran, dass unser Hirn viel aktiver und stärker vernetzt ist als das der Männer und wir daher auch selten komplett abschalten können.

Bei mir sieht das ungefähr so aus: Es ist Wochenende. Da das Wetter schön werden soll, überlege ich, die Einkäufe schon freitags zu erledigen. Dabei fällt mir ein, dass ich dringend schon an ein Geburtstagsgeschenk für Lisa denken wollte. Hatte ich überhaupt auf ihre letzte Sprachnachricht geantwortet? Ach, Mist, und die von Anneli ist auch noch unbeantwortet. Ich sollte ernsthaft mal in Ruhe meinen Freunden auf ihre WhatsApp-Nachrichten antworten. Diese Smartphones! Machen regelrecht süchtig und setzen einen unter Druck. Vielleicht stelle ich einfach meine blauen Häkchen aus, sodass andere nicht mehr sehen können, ob ich ihre Nachricht schon gelesen habe. Moment, was wollte ich eigentlich? Ah, einkaufen.

Diese stärkere Vernetzung bei Frauen führt im Umkehrschluss dazu, dass Männergehirne weniger stark vernetzt sind und Männer viel leichter in »Schubladen« denken können. Schublade Arbeit zu. Schublade Wochenende auf. Fertig. Und meine liebste Schublade bei den Männern ist die »Nichts-Schublade«, in der einfach gar nichts drin ist. Für uns Frauen mit stark vernetzten Hirnen ist das quasi unmöglich: einfach mal an nichts denken. Sowas muss ich persönlich mit Meditations-Apps und Yoga mühevoll trainieren! Und selbst wenn ich mich ganz gelassen auf meinen Atemstrom konzentriere und einatme und ausatme, fällt mir plötzlich ein, dass ich mir die Hochzeit von Chris und Caro noch nicht in den Kalender eingetragen habe.

Generell sind bei uns Frauen, wie schon erwähnt, die Neurone dichter gepackt und können schneller kommunizieren als bei Männern, die dafür ein bisschen lockerer gestrickte Neurone haben und dafür größere Gehirne besitzen als wir. Auch das Verhältnis von grauer zu weißer Substanz ist bei uns größer als bei den Männern.

Die graue Substanz ist für soziale Interaktionen, Planung und Lernen verantwortlich. Weibliche Gehirnhälften sind außerdem stärker miteinander verknüpft als männliche. Wir können aus diesem Grund besser mehrere Dinge gleichzeitig machen. Unser Gehirn ist also durchzogen von Verknüpfungen, dichten Neuronen und viel Aktivität, ähnlich wie ein offener Kleiderschrank. Da werden Schuhe rausgeholt, gleichzeitig das Jäckchen abgestimmt, das Kleid wieder ausgezogen, weil ein anderes besser passt, und zwischendurch probieren wir die Lippenstiftfarbe. Ein weibliches Genie überblickt problemlos dieses Chaos. Die Männer handhaben das eher wieder mit Schubladen: Eine Schublade wird aufgemacht, die Hose rausgeholt und wieder zugemacht. Dann erst wird die nächste Schublade geöffnet.

Unser individuelles Gehirnmuster kommt aber nicht von ungefähr. Jedes Gehirn, ob männlich oder weiblich, hat eine ganz individuelle Struktur, von denen sich einige vermehrt bei Frauen und andere häufiger bei Männern finden. Wie sich das Hirn ausbildet, wird auch durch die Sexualhormone mitbestimmt. Schon im Bauch der Mutter erfolgt zwischen dem dritten und sechsten Monat der Schwangerschaft eine »Umspülung« des Babygehirns mit Testosteron, wodurch seine Gehirnarchitektur mitgeprägt wird. Dieses wird zum einen durch einen männlichen heranreifenden Fötus ab der siebten Woche selbst ausgeschüttet als auch über die Plazenta der Mutter zum Kind gebracht. Daher können auch weibliche Föten mit Testosteron »umspült« werden.

Forscher sind sich heutzutage recht sicher, dass die Länge des Ringfingers über die Menge des Testosterons im Uterus, die uns umspült hat, etwas aussagt. Bekamen wir viel Testosteron, das ist überdurchschnittlich häufiger bei Männern der Fall, ist unser Ringfinger länger als der Zeigefinger. Bekamen wir weniger Testosteron, sind beide Finger eher gleichlang. Frauen mit einem langen Ringfinger haben eine hohe Durchsetzungskraft, sind besonders zielstrebig und nicht besonders kommunikativ.

Von wegen, Frauen kommen von der Venus. In Wahrheit ist doch überall ein bisschen Mars und Venus im Kopf, mal mehr und mal weniger.

Neben den Sexualhormonen gibt es aber auch ein Phänomen namens »neuronale Plastizität«. Das bedeutet: Unser Hirn ist formbar. Mit dem, was wir lernen, prägen wir unsere neuronale Struktur.

Dies belegt eine Studie des Psychologen Richard Haier von der University of Californa: In einem Versuch spielten weibliche Jugendliche Tetris. Mindestens 1,5 Stunden pro Woche für drei Monate. Das Volumen des Hirnareals für visuell-räumliche Fähigkeiten wuchs.

So lassen sich viele Unterschiede zwischen Männern und Frauen eventuell auch durch eine unterbewusst unterschiedliche Erziehung erklären. Verurteilen wir unseren Sohn nicht unterbewusst, wenn er mit Puppen und Lippenstift spielt? Freche, wilde Jungs »sind eben Jungs«, aber bewerten wir freche, wilde Mädchen daneben nicht eher als auffällig und unangepasst?

Wenn Jungs mit Bauklötzen statt mit Barbies spielen und somit ihre räumlichen Fähigkeiten täglich trainieren, bildet sich ihr Hirn dann nicht automatisch auch durch die neuronale Plastizität, also einen einfachen Lernvorgang, analytisch-visueller aus?

Je mehr wir eine Sache einüben und uns mit ihr beschäftigen, desto mehr Synapsen entstehen und desto besser werden wir. Das Gleiche gilt auch für Kinder, nur bei ihnen geht das Lernen noch viel schneller als bei uns Erwachsenen. Wer seiner Tochter eher Bauklötze und Tetris schenkt, trainiert mit ihr ihre räumlichen Fähigkeiten. Wir prägen die Gehirne unserer Kinder also schon allein durch unsere Erziehung.

UNSERE PERSÖNLICHKEIT

Unser Gehirn ist uns nicht statisch angewachsen wie unsere Nase, sondern entwickelt und verändert sich mit und durch Hormone und die Vernetzung von Neuronen. Ein Teil davon ist genetisch festgelegt und bestimmt, wie viel von welchem Botenstoff sich in unserem Gehirn befindet. Das wiederum prägt unser Temperament, unsere Neugier und wie wir unser Leben und unsere Beziehungen gestalten.

Unsere Persönlichkeit wird zur Hälfte ungefähr durch unsere Biologie und unsere Gene festgelegt, zur anderen Hälfte wird sie durch unsere Erfahrungen im Leben geprägt. Wie genau können unsere Gene nun unsere Persönlichkeit formen?

Unsere Gene legen fest, wie viel von welchem Protein oder Hormon gebildet wird. Es ist uns daher zumindest zur Hälfte schon in die Wiege gelegt, wie wir uns verhalten. Auch an kleinen Kindern kann man dieses Phänomen gut beobachten: Manche sind ständig auf Entdeckungstour, während andere ganz konzentriert stundenlang mit Bauklötzen spielen.

Wieso ich ein sehr impulsiver Mensch bin, freiheitsliebend und mir viel zu schnell langweilig wird, konnte ich mir nie richtig erklären. Bis jetzt: Jeder Mensch hat eine unterschiedliche Hormonzusammensetzung im Kopf!

Wer über viel Serotonin verfügt, ist ein sehr loyaler, häuslicher Mensch und hat viele soziale Kontakte. Dopamingesteuerte Menschen dagegen lieben die Lust auf Neues, sind enthusiastisch und entscheiden gern impulsartig und spontan.

Jahrelang dachte ich, ich sei eine schlechte Freundin. Ich gehe ungern »Kaffee trinken«, bin ständig unterwegs und sage daher auch gern spontan ab oder zu. Langes Planen im Voraus mag ich gar nicht – da müsste ich mich ja festlegen! Die Antwort ist simpel. Mein Kopf ist von dem Neurohormon Dopamin dominiert.

Ein Gehirn, das sehr viel Testosteron ausgesetzt ist, ist besonders mathematisch begabt und hat ein gutes dreidimensionales Vorstellungsvermögen. Östrogen dagegen führt zu einer besonders guten Intuition. Durch das Hormon fallen Entscheidungen aber auch besonders schwer.

Entgegen der früheren Vorstellungen, Frauen und Männer hätten unterschiedliche Gehirne, liegt der Unterschied nicht im Geschlecht an sich, sondern in den Hormonen begründet, die unser Gehirn beeinflussen. Natürlich haben Männer grundsätzlich höhere Testosteronspiegel, aber auch viele Frauen zeigen exakt gleiche Eigenschaften und sind herausragende Talente in Physik und Mathe. Ein Hinweis, dass auch ihr Gehirn testosterongeprägt ist. Nur gibt es insgesamt mehr Frauen, die sehr östrogengeprägte Gehirnstrukturen haben und denen deshalb bestimmte Eigenschaften zugeschrieben werden. Beispielsweise hängt es auch mit dem Östrogenspiegel zusammen, wie einfühlsam jemand ist.

Charakterzüge, die durch ein sehr testosterongeprägtes Gehirn hervorgerufen werden, fallen uns an Frauen oft negativ auf. An Männern natürlich nicht – weil wir es so erwarten. Weil im Schnitt einfach mehr Männer testosterongeprägte Hirne haben. Dafür werden Männer mit einer weiblicheren, von Östrogen geprägten Hirnstruktur als weich angesehen.

Jeder Mensch hat ein ganz individuelles Gehirn. Wir müssen weg von diesem reinen Schwarz-Weiß-Denken, diesen »Männliches oder weibliches Gehirn«-Gedanken und akzeptieren, dass es rein biologisch im Gehirn keine strikte Trennung gibt. Mein Gehirn wird zum Beispiel von Dopamin und Testosteron geprägt, dabei sehe ich keineswegs männlich aus. Ich muss ständig irgendwas Neues lernen oder spannende Ideen umsetzen, mein Dopamin im Kopf ist schuld. Dieses Hormon ist auch der Grund, wieso ich mich stundenlang auf ein- und dieselbe Sache konzentrieren kann. Das Testosteron führt dazu, dass ich oft sehr analytisch an Dinge herangehe.

PERSÖNLICHKEITSTYPEN-TEST

Mithilfe des folgenden Tests kannst du herausfinden, wie dein Gehirn geprägt ist. Der Test wurde von Helen Fisher entwickelt und ursprünglich für die optimale Passfähigkeit eines Paares erstellt.

Die Punktzahl wird für jede der vier folgenden Gruppen addiert. Die Gruppe, in der man die höchste Punktzahl erzielt hat, steht für das dominierende Neurohormon im Gehirn. Die Erklärung zu den verschiedenen Gruppen folgt im Anschluss an diesen Test.

GRUPPE 1	TRIFFT ÜBER-HAUPT NICHT ZU = 0 PUNKTE	TRIFFT NICHT ZU = 1 PUNKT	TRIFFT ZU = 2 PUNKTE	TRIFFT ABSOLUT ZU = 3 PUNKTE
Ich finde Situationen, deren der Ausgang nicht vorhersagbar ist, aufregend.				
Ich tue Dinge ganz nach Lust und Laune.				
Ich langweile mich schnell, wenn ich immer dasselbe machen muss.				
Ich habe viele verschiedene Interessen.				
Ich bin optimistischer als die meisten Menschen.				
Ich bin kreativer als die meisten Menschen.				
Ich bin immer auf der Suche nach neuen Erfahrungen.				
Ich packe gern Neues an.				
Ich bin begeisterungsfähiger als die meisten Menschen.				
Ich bin bereit, Risiken einzugehen, damit ich tun kann, was mir vorschwebt.				
Ich werde unruhig, wenn ich längere Zeit zu Hause bleiben muss.				
Meine Freunde würden mich als neugierig bezeichnen.				
Ich habe mehr Energie als die meisten Menschen.				
Ich schätze es, wenn ich in meiner Freizeit einfach tun kann, worauf ich Lust habe.				
PUNKTE:				

GRUPPE 2	TRIFFT ÜBER-HAUPT NICHT ZU = 0 PUNKTE	TRIFFT NICHT ZU = 1 PUNKT	TRIFFT ZU = 2 PUNKTE	TRIFFT ABSOLUT ZU = 3 PUNKTE
Ich finde, Routine vereinfacht das Leben.				
Ich denke alles genau durch, bevor ich eine Entscheidung treffe.				
Jeder sollte sich an gewisse Verhaltensmaßstäbe halten.				
Ich plane gern im Voraus.				
Im Allgemeinen bin ich der Auffassung, dass man Regeln einhalten sollte.				
Es ist mir wichtig, mich um meinen Besitz zu kümmern.				
Meine Familie und Freunde würden sagen, dass mir Traditionen und Werte wichtig sind.				
Ich bin in der Erfüllung meiner Pflicht gewöhnlich sehr gewissenhaft.				
Ich bin vorsichtig, aber nicht ängstlich.				
Jeder sollte sich moralisch einwandfrei verhalten.				
Wenn ich mich entscheiden müsste, wären mir loyale Freunde wichtiger als interessante Freunde.				
Es ist wichtig, Autorität akzeptieren zu können.				
Eingespielte Gewohnheiten sollte man bewahren und respektieren.				
Wenn ich eine Aufgabe übernehme, mache ich mich unmittelbar an ihre Erledigung.				
PUNKTE:				

GRUPPE 3	TRIFFT ÜBER-HAUPT NICHT ZU = 0 PUNKTE	TRIFFT NICHT ZU = 1 PUNKT	TRIFFT ZU = 2 PUNKTE	TRIFFT ABSOLUT ZU = 3 PUNKTE
Ich verstehe komplizierte Geräte immer auf Anhieb.				
Ich schätze Streitgespräche.				
Ich interessiere mich für die Gesetze, die ein System zum Laufen bringen.				
Ich denke analytischer und logischer als die meisten Menschen.				
Ich beschäftige mich regelmäßig und gründlich mit intellektuellen Herausforderungen.				
Ich kann Probleme lösen, ohne mich von Gefühlen leiten zu lassen.				
Ich versuche gern herauszufinden, wie etwas funktioniert.				
Ich bin durchsetzungsfähig.				
Ich messe meinen Verstand gerne in angeregten Diskussionen mit anderen Menschen.				
Ich habe kein Problem, eine Entscheidung zu fällen, selbst wenn zu Anfang mehrere Möglichkeiten gleich gut erscheinen.				
Wenn ich ein neues Gerät kaufe (Kamera, Computer oder Auto), will ich genau über seine technische Ausstattung Bescheid wissen.				
Ich mag Zwischentöne nicht und sage meist klar, was ich denke.				
Ich finde es wichtig, so direkt und offen wie möglich zu sein.				
Wenn es um Entscheidungen geht, halte ich mich lieber an die Fakten als an die Gefühle der Beteiligten.				
PUNKTE:				

GRUPPE 4	TRIFFT ÜBERHAUPT NICHT ZU = 0 PUNKTE	TRIFFT NICHT ZU = 1 PUNKT	TRIFFT ZU = 2 PUNKTE	TRIFFT ABSOLUT ZU = 3 PUNKTE
Ich bin aufrichtig an Bedürfnissen und Gefühlen meiner Freunde interessiert.				
Ich schätze Nähe in meinen persönlichen Beziehungen.				
Ich höre auf mein Herz, wenn es um wichtige Entscheidungen geht, auch zulasten der Logik.				
Ich ertappe mich häufig bei Tagträumen.				
Ich wechsle häufig die Meinung.				
Wenn ich einen emotional beeindruckenden Film gesehen habe, denke ich oft noch Stunden später daran.				
Ich kann mir lebhaft vorstellen, wie mir schöne, aber auch schreckliche Dinge passieren.				
Ich zeige mich den Gefühlen und Bedürfnissen anderer Menschen gegenüber stets aufgeschlossen.				
Es passiert mir immer wieder, dass ich mich tagsüber einfach in Träumen verliere.				
Ich hege tiefere Gefühle als die meisten Menschen.				
Ich habe eine lebhafte Fantasie.				
Wenn ich aus einem intensiven Traum erwache, brauche ich ein paar Sekunden, um in die Wirklichkeit zurückzufinden.				
Beim Lesen eines Buches genieße ich es, wenn der Autor abschweift, um etwas besonders Schönes oder Bedeutungsvolles auszuführen.				
Ich verfüge über hohes Einfühlungsvermögen.				
PUNKTE:				

Gruppe 1: Die Abenteurer
Gruppe 2: Die Architekten
Gruppe 3: Die Regisseure
Gruppe 4: Die Diplomaten

DIE ABENTEURER

Abenteurer sind sehr optimistische, eigenständige und anpassungsfähige Menschen. Die meisten sind sehr liberal in ihrer Weltanschauung und begehren den Reiz des Neuen.

In Fishers Studie waren Abenteurer die Einzigen, die dem Satz »Ich finde unvorhersehbare Ereignisse anregend« zustimmten. Für dieses Verhalten sind bestimmte mit Dopamin assoziierte Gene verantwortlich, die zu erhöhten Werten dieses Botenstoffs im Hirn führen. Forscher haben einen Zusammenhang einer speziellen Version des Dopamin-Gens mit Rastlosigkeit und Neugier festgestellt. Diese Genvariante, bekannt als DRD4-7R, ist bei circa 20 Prozent der Bevölkerung vorhanden. Verschiedene Studien konnten zeigen, dass Menschen mit dieser Variante eher dazu neigen, Risiken auf sich zu nehmen. Sie sind für alles Neue besonders aufgeschlossen, sei es Nahrung, neue Orte, Ideen, Drogen oder Berufe. Bei Menschen mit nomadischem Lebensstil, zum Beispiel in einigen Völkern Afrikas, kommt diese Variante häufiger vor als in anderen Populationen.

Dopamin ist das Hormon, das bei Abenteurern im mesolimbischen System besonders aktiv ist. Routinetätigkeiten und Monotonie langweilen die Abenteurer. In Fishers Studien stimmen die Entdecker insbesondere der Aussage zu: »Mich langweilt, wenn ich gewohnte Aufgaben erledigen soll.« Darüber hinaus sind sie sehr impulsiv und spontan, häufig auch eher geneigt, an berauschenden Zuständen, Drogen, Alkohol, exzessiven Partys und Sex gefallen zu finden. Sie sind insbesondere hochkreativ. Sei es in Musik, Poesie, Literatur, Theater, Kochen oder in Rhetorik und Präsentation. Sie halten sich ungern an Regeln und Autoritäten und können sehr abstrakt denken.

Abenteurer lieben das Lernen, sind neugierig und fangen ständig neue Dinge an. Wenn sie an etwas arbeiten, sind sie hochfokussiert, denn Dopamin im synaptischen Spalt, also zwischen zwei Nervenzellen, sorgt für eine höhere Konzentrationsleistung.

Nach diesem Prinzip funktioniert auch das Medikament Ritalin. Menschen mit einer Aufmerksamkeitsdefizitstörung (ADHS) können sich nicht gut auf eine Sache konzentrieren, weil bei ihnen das Dopamin im Gehirn schneller abgebaut wird. Durch das Ritalin wird die Dopaminkonzentration im synaptischen Spalt jedoch wieder erhöht und die Konzentrationsleistung steigt.

Entdeckerpersönlichkeiten sind sehr flexibel und anpassungsfähig. In fremden Ländern leben sich die Entdecker schnell ein, sie sind nicht auf gewisse Routinen oder gesellschaftliche Normen angewiesen. Sie ertragen Kritik sehr gut. Man könnte sagen, ihre Welt ist von dem Motto »Leben und leben lassen« bestimmt. Sie können dadurch aber auch manchmal Werte mit Füßen trampeln, die ihren Freunden wichtig sind. Traditionen und soziale Regeln sind ihnen eben einfach nicht besonders wichtig.

Sie rennen regelrecht vor Langeweile weg, die bei ihnen zum Beispiel durch strikte soziale Pläne und Regeln verursacht werden kann. Dieses Verhalten wirkt teilweise sehr narzisstisch auf andere. Ihre Spontaneität und Neugier macht sie unberechenbar und der Drang nach etwas Neuem kann stärker sein als ihr Pflichtbewusstsein. Oft sind ihre Schreibtische chaotisch, Bücherstapel, Kaffeetassen und Wassergläser stehen herum, ohne dass es sie stört. Solche Dinge lenken sie im Gegensatz zu anderen Persönlichkeitstypen nicht im Geringsten ab.

Abenteurer leben im Hier und Heute. Sie entwickeln sich sehr schnell, und wenn man nicht mithalten kann, gehen sie ihren Weg alleine.

DIE ARCHITEKTEN

Architekten sind loyale, gewissenhafte, sehr angesehene, ehrbare und pflichtbewusste Menschen. Ihre Hirnaktivität ist vom Serotonin geprägt. Architekten folgen gerne sozialen Normen und Gepflogenheiten. Sie respektieren Autoritäten, folgen Regeln, planen gerne und halten sich auch an die gemachten Pläne.

Die Architekten sind sehr soziale Persönlichkeiten und können hervorragend Menschen führen und leiten, sei es in der Familie, auf der Arbeit oder im Verein. Sie sind ausgeglichene, ruhige und angenehme Persönlichkeiten, meist sehr selbstbewusst. Diese Eigenschaften werden der erhöhten Konzentration von Serotonin, dem Glücks- und Zufriedenheitshormon, zugeschrieben.

Architekten führen tägliche Routinen ordnungsgemäß durch und unterteilen Aufgaben in kleine Schritte. Sie sind sehr gut organisiert und machen sich oft auch am Wochenende To-do-Listen und Pläne für ihr Privatleben. Sie stimmen häufig der Aussage »Grundsätzlich ist es wichtig, sich an Regeln zu halten« zu. Sie arbeiten als Beamte, beim Militär, bei der Polizei oder in anderen klaren Strukturen und Hierarchien. Hier fühlen sie sich wohl, denn sie legen Wert auf Loyalität und Pflichtgefühl. Ihre Urlaube sind durchgeplant, es steht vorher klar fest, was angeschaut, besichtigt und getan werden sollte. Diese Planung bereitet dem Erbauer Freude, für den Entdecker wäre sie eine Katastrophe.

Architekten vergessen selten Geburtstage von Freunden und Familie, Namen von Bekannten, und sie legen Wert auf Präzision bei den Dingen, die sie tun. In meinem Zahnmedizinstudium waren viele der Zahntechniker Erbauer. Stundenlang haben sie Zahnkronen bis zur letzten Perfektion modelliert.

Sie drücken sich beim Sprechen sehr klar und deutlich aus, ohne große Umschweife. Mit Samuel Johnsons Satz »Eine gute Unterhaltung ist eine Aneinanderreihung von Unterbrechungen« würden sie wohl nicht übereinstimmen. Unterbrechungen beim Sprechen deuten sie als Desinteresse. Sie sind keinesfalls gelangweilt von Routinen – im Gegenteil! Sie lieben es, sich den Details zu widmen, und finden Gefallen daran, eine Sache besonders perfekt zu machen.

Interessanterweise erhöhen wiederkehrende Tätigkeiten unseren Serotoninspiegel.

Architekten sind gute Manager und Verwalter, da sie sich an die Regeln halten, sich an den Fakten orientieren und die Details betrachten, hartnäckig und verantwortungsvoll. Sie bauen soziale Strukturen auf und fühlen sich wohl, diese zu pflegen.

Wenn Menschen Serotonin-Wiederaufnahmehemmer einnehmen, werden sie bei Gruppenaufgaben kooperativer, geben mehr Ratschläge und Empfehlungen. Erbauer erinnern sich an Jahrestage oder Hochzeitstage, genießen Urlaube mit Freunden, Arbeitsausflüge und Besuche auf dem jährlichen Weihnachtsmarkt. Sie stimmen Aussagen wie »Ich plane gerne lange im Voraus« oder »Ich mache Dinge gerne so, dass sie von allen akzeptiert werden« zu. Sie helfen oft in ihren Gemeinden und Freunden oder Nachbarn bei alltäglichen Dingen, Umzügen und Vorbereitungen für Feiern. Sie machen sich oft Sorgen, wie sie bei ihren Kollegen und Freunden ankommen, und machen es gerne am liebsten allen recht. Während die Entdecker mit persönlicher Kritik sehr gut klarkommen, sollte man bei Erbauern vorsichtig sein, da sie sich diese schwer zu Herzen nehmen.

Bei Erbauern kann es schwierig sein, dass sie Dinge auf ihre »korrekte« Art und Weise tun und andere Wege ungern zulassen.

Sturheit kommt häufig dazu. Manche Paare streiten sich daher zum Beispiel darüber, wie man Lasagne kocht, weil beide eine andere Vorstellung haben und eine andere Meinung ungern akzeptieren.

Sie können sehr fixiert auf die Vergangenheit sein und immer wieder überlegen, wie ihr Leben anders verlaufen wäre, wenn sie in einer Situation anders gehandelt hätten.

DIE REGISSEURE

Das Gehirn von Albert Einstein wurde nach seinem Tod 1955 in 240 Teile geschnitten, ausgemessen und fotografiert. Die Welt wollte Erkenntnisse – was war an Einsteins Hirn so besonders? Sein Parietallappen, auch Scheitellappen genannt, räumlich gesehen der Teil des Hirns kurz über den Ohren, war um 15 Prozent größer als im Durchschnitt. Man konnte die Sylvanische Fissur, eine Furche, die den Scheitel- vom Schläfenlappen trennt, bei ihm nicht gut erkennen, da sie auf die Seite gedrängt wurde von dem Volumen des Scheitellappens.

Einstein ist ein klassisches Beispiel für einen Regisseur. Sie sind direkt, entscheidungsfreudig und kompromisslos. Sie fällen ihre Entscheidungen rational und nicht emotional. Sie verfügen über ein hohes Maß an Selbstkontrolle und ihr Denken ist analytisch und skeptisch. Sie konkurrieren gerne, um an die Spitze zu gelangen, und sind überdurchschnittlich häufig mit herausragenden analytischen und mathematischen Fähigkeiten ausgestattet. Da in der groß angelegten Studie von Fisher Regisseure 2,5-mal so häufig männlich waren, lässt sich diese Ausprägung auf die Anwesenheit von besonders viel Testosteron zurückführen. Zwar haben Frauen auch Testosteron, aber Männer produzieren deutlich mehr.

Das Systematisieren, die Fähigkeit der Analyse und das Zerlegen und Wiederaufbauen von Einzelteilen zu Komplexen ist eine häufig von Männern ausgeübte Tätigkeit, sei es im Maschinenbau, als Physiker oder als Elektrotechniker und Automechaniker, und hängt laut dem Psychologen Simon Baron-Cohen mit Testosteron zusammen. In Studien konnte auch ein Zusammenhang zwischen dem weiblichen Zyklus und dem Auffinden eines Autos in der Tiefgarage hergestellt werden. Die Schlussfolgerung der Wissenschaftler lautet: Bei niedrigen Östrogenwerten kann das Testosteron »besser wirken«, und Frauen haben ein besseres räumliches Vorstellungsvermögen.

Geplauder und Getratsche interessiert die Regisseure überhaupt nicht, im Gegenteil: Langes Geschwätz um wenig Inhalt macht sie ungeduldig.

Wer gut Systeme, sei es in der Wirtschaft, im Finanzwesen oder eben an Autos versteht, besitzt eine Grundfähigkeit der Regisseure. Auch Einstein verstand die Natur als System: »Ich war mehr und mehr davon überzeugt, die Natur als System verstehen zu können.« Neben all seiner Brillanz blieb ihm ein System unklar: »Manche Männer bemühen sich lebenslang, das Wesen einer Frau zu verstehen. Andere befassen sich mit weniger schwierigen Dingen, z. B. der Relativitätstheorie.«

Auch die Entscheidungsfreudigkeit ist eine Eigenschaft der Regisseure und mit Testosteron assoziiert. James Gardner, Transgender, wurde von einer Frau zum Mann und berichtet, dass er sich seit Beginn der Testosteronspritzen viel schneller entscheiden kann.

Daneben steigt der Wunsch, sich mit anderen zu messen und dabei auch mal Ellbogen auspacken zu können. In Fishers Studie korrelierte die Regisseur-Persönlichkeit am häufigsten mit einem Doktorgrad. Wenige, dafür intellektuelle Freunde mit großem Wissensdurst zeichnen den meist kleineren Freundeskreis der Regisseure aus. Hohe Level an Testosteron werden auch mit weniger Blickkontakt, weniger Redefreudigkeit und schmal gefächertem, aber tiefem Interesse in Studien assoziiert, was sie auch schnell in eine Arbeitssucht treiben kann.

Autismus tritt übrigens bei Jungen viermal häufiger als bei Mädchen auf, denn Testosteron aktiviert Autismus-Gene. Insbesondere beim Asperger-Syndrom sind die Kinder hochintelligent und können ganze Telefonbücher auswendig lernen. Sie weisen aber Einschränkungen im Interaktionsverhalten auf, halten wenig Blickkontakt, haben wenig Redefreudigkeit und besitzen oft ein mangelndes Einfühlungsvermögen.

DIE DIPLOMATEN

Diplomaten sind fantasievoll, teilen ihre Gefühle gern anderen mit und können ihre Emotionen gut ausdrücken. Sie können sehr gut in Netzwerken denken, einzelne Daten nach Relevanz gewichten und in ein Gesamtkonstrukt einflechten. Sie lesen in der Kommunikation sehr viel zwischen den Zeilen. Diese Eigenschaften sind besonders mit Östrogen assoziiert, sowohl bei Frauen als auch bei Männern. Denn bei manchen Männern sind die Östrogenlevel fast so hoch wie ihre Testosteronlevel. In Fishers Studie waren jedoch deutlich mehr Frauen Diplomaten.

Östrogene bilden zwischen weiter entfernten Regionen innerhalb einer Hirnhälfte mehr Verbindungen aus. Diese Verbindungen machen es schwerer, Entscheidungen zu treffen. Diese Vermutungen bestätigen Transgender-Frauen, die sich Östrogene spritzen. Ihnen fällt es unter Östrogeneinfluss schwerer, sich zu entscheiden. Sie berichten beispielsweise auch erstmals über das Phänomen, vor jeder Entscheidung Vor- und Nachteile abzuwägen und zu vergleichen, bevor sie einen Entschluss fassen.

Eine meiner Freundinnen, Anna, ist Diplomatin durch und durch. Bei Entscheidungen braucht sie Ewigkeiten … eine Speisekarte wird erst studiert und dann verschiedene Essen gegeneinander abgewogen. Lasagne, Nudeln oder doch Pizza? Wenn endlich eine Entscheidung fällt, zum Beispiel für Pizza, geht es weiter mit dem Abwägen. »Die mit Schinken oder mit Pilzen? Schinken hatte ich halt gestern schon, aber auf Pilze hab ich eigentlich grad nicht sooo viel Lust ... Oder doch Nudeln?«

Bis Anna ihr Essen ausgewählt hat, sind alle anderen längst mit ihrer Entscheidung durch. Anna hat, typisch als Diplomatin, auch eine ganz ausgeprägte Vorstellungskraft. Seit ihrer Jugend stellt sie sich ihre Hochzeit in Weiß bis ins letzte Detail vor: wie das Kleid aussehen soll, die Deko, die Blumen. Das liegt daran, dass der Hippocampus, ein Gebiet im Gehirn, das für die Vorstellungskraft und das Vorstellen in der Zukunft verantwortlich ist, sehr empfindlich für Östrogen ist. Hat man besonders viel Östrogen, wie das bei Diplomaten der Fall ist, wird es besonders angeregt.

Diplomaten haben auch eine gute Intuition, also das Talent, unterbewusst Informationen zu verarbeiten, die noch nicht ins Bewusstsein vorgedrungen sind. Wenn Abenteurer ihren Impulsen folgen, Architekten ihren Wertvorstellungen, Regisseuren ihrer Logik, so folgen Diplomaten ihrer Intuition. Sie schätzen intime und tief greifende Gefühle mit Freundinnen und Bekannten. So auch Anna. Sie fragt immer, wie es mir geht, mit der Trennung oder dem Stress auf der Arbeit. Mir sind diese Fragen unangenehm, und ich sehe ihr leicht enttäuschtes Gesicht, wenn meine Antwort einfach ein »Gut« oder »Alles bestens, passt schon« ist. Denn ich als Abenteurerin und Regisseurin rede gar nicht gerne über tiefe Gefühle.

Das Östrogen führt bei Diplomatinnen auch dazu, dass sie sich gerne verbünden. Deshalb ist zwischenmenschliche Harmonie und Kooperation Diplomaten besonders wichtig. Sie leben in einer Win-win-Welt und nicht in einer Win-loose-Welt. Sie werden gerne gemocht, sind sehr empathisch und scheuen daher unnötige Konflikte. In Fishers Studie haben sie mit dem Satz »Wenn ich einen sehr emotionalen Film schaue, bin ich oft noch Stunden danach berührt« zugestimmt. Sie würden für eine Gruppe etwas Wichtiges oder Gutes tun, auch wenn es ihnen selbst nichts nützt. Sie sind altruistisch und geben gerne.

Da sie Menschen nicht gerne mit Kritik konfrontieren und auch selbst nicht gern kritisiert werden, lassen sie ihren Emotionen auf anderer Art freien Lauf: Sie lästern. Nicht jeder hat Verständnis für diese Art der Aggression, und gerade bei Menschen, die Direktheit schätzen, kann ein tiefes Unverständnis für dieses Verhalten entstehen. Insbesondere für Architekten ist Loyalität wichtig. Für sie fühlt sich lästern wie »ein Messerstich in den Rücken« an. Sie werten dieses Verhalten, was an sich nur eine andere Form der Aggressivitätsverarbeitung ist, als Hinterlistigkeit.

DIE DUNKLE SEITE DES FRAUSEINS

Frauen erkranken doppelt so oft an einer Depression wie Männer. Oder zumindest wird sie bei ihnen doppelt so häufig diagnostiziert, Vermutungen legen aber nahe, dass mehr Männer betroffen sind, als aktuell durch die Statistiken erfasst werden. Mehr als vier Millionen Menschen sind jährlich in Deutschland davon betroffen, statistisch gesehen erkrankt im Laufe eines Lebens jeder Fünfte von uns daran.

Typische Symptome einer Depression sind negative Gedanken, gedrückte Stimmung und verminderter Antrieb. Auch das Selbstwertgefühl, die Leistungsfähigkeit und die Freude am Leben gehen verloren. Es können hartnäckige Schlaf- und Appetitstörungen hinzukommen. Auch bei gesunden Menschen gibt es Episoden im Leben, die ähnliche Gefühle beinhalten. Bei einer Depression sind diese Symptome jedoch deutlich länger vorhanden und stärker ausgeprägt.

Die Antriebslosigkeit kann so weit gehen, dass junge Mütter nicht mehr aufstehen wollen und einfach bei geschlossenen Rollläden tagsüber im Bett liegen bleiben, statt ihre Kinder zur Schule zu fahren. Depressionen sind eine ernst zu nehmende Krankheit, für die sich niemand schämen muss. Vorwürfe an die Betroffenen sind genauso sinnlos, als würde man jemanden auslachen, der sich ein Bein gebrochen hat.

Die Ursachen einer Depression sind vielfältig. Zum einen spielen Umweltfaktoren, zum anderen erbliche Faktoren eine Rolle. Die Betroffenen sind sehr sensibel für seelische Belastungsfaktoren. Im limbischen System, unserem stressregulierenden Zentrum im Kopf, sind während einer depressiven Episode veränderte Aktivitäten messbar. Da das limbische System für das Empfinden und Verarbeiten von Gefühlen zuständig ist, erklärt dies die erhöhte psychische Verletzbarkeit depressiver Patienten. Bei einer Depression sind die Botenstoffe unseres Gehirns aus dem Gleichgewicht geraten und die Aktivität von Serotonin, Dopamin und Noradrenalin ist bei depressiven Patienten vermindert.

Aber warum sind wir Frauen von Depressionen häufiger betroffen und können wir etwas dagegen tun?

Unser Gehirn ist auf unsichtbare Weise mit unseren Eierstöcken verbunden. Diese unsichtbare Verbindung sind die weiblichen Hormone, die unsere Eierstöcke produzieren. Im Gehirn gibt es dafür Andockstellen. Wenn unsere Hormone starken Schwankungen unterlegen sind, zum Beispiel in der Pubertät, kurz nach einer Schwangerschaft oder in den Wechseljahren, geraten die Botenstoffe im Hirn durcheinander. Die Kommunikation zwischen den Hirnregionen stimmt dann nicht mehr, was alle möglichen Folgen haben kann – es kann auch Depressionen verschlimmern oder auslösen.

Claudia Barth vom Leipziger Max-Planck-Institut für Kognitions- und Neurowissenschaften untersuchte in einer Studie, wie und ob sich das weibliche Gehirn während des Zyklus hormonabhängig verändert. »Wir haben herausgefunden, dass parallel zum ansteigenden Östrogenspiegel bis zum Eisprung auch das Volumen des Hippocampus zunimmt – sowohl das seiner grauen als auch seiner weißen Substanz«, berichtet Barth. Die logische Folgerung ist natürlich die Volumenabnahme, wenn der Östrogenspiegel sinkt. Und bei Personen mit Depressionen zeigen sich reduzierte Volumen der Hippocampusformation.

Die gute Nachricht: Depressionen sind therapierbar! Die zwei Säulen sind die Psychotherapie und die Arzneimitteltherapie, falls notwendig. Zusätzliche Maßnahmen können Sport, Licht und

Johanniskraut sein (Achtung: Johanniskraut beeinträchtigt die Wirkung der Pille und anderer Medikamente!).

Wer nicht schnell einen Psychotherapie-Platz bekommt oder sich schämt, kann auch online ein Programm belegen. Die Onlinetherapie wurde in Studien als gleich wirksam zur persönlichen Psychotherapie eingestuft, zumindest bei leichten und mittleren Depressionen. Die großen Krankenkassen haben eigens entwickelte Programme, aber auch online finden sich diverse seriöse Anbieter. Eine kleine Liste habe ich im Anhang zusammengestellt.

HALLO, FRAU SELBSTZWEIFEL!

Ich saß gerade an meinem Dienstarztschreibtisch und aß ein tatsächlich ganz leckeres Klinikabendessen. »Indischer Curry Reis mit Hühnchen«, so die Aufschrift auf dem kleinen Aluminiumschälchen aus der Klinikküche. An diesem Abend war zum Glück nicht besonders viel los, sodass ich mich in aller Ruhe auf meinen Reis konzentrieren konnte. Mein Bekannter Patrick schickte mir eine Nachricht: »Was sagst du dazu? Klingt nicht nach nem guten Deal :-D«. Es folgte ein Screenshot:

Hallöchen! Dann versuch ich auch mal mein Glück?🙏🍀 Ich (w/24) bin alleinerziehende Mama und habe es leider nicht so einfach einen Mann kennen zu lernen der mich nur im Doppelpack nimmt Wenn du zwischen 24-30 Jahren bist, fest mit beiden Beinen im Leben stehst, humorvoll, spontan aber auch liebevoll und dich angesprochen fühlst, dann melde dich

Nun ja. Er hat schon recht mit seiner Aussage. Das klingt tatsächlich irgendwie nicht nach einem guten Deal. Weil die junge Frau gar nicht geschrieben hat, was sie bietet! Ich lese aus den Zeilen vor allem, dass sie Schwierigkeiten hat, einen Mann zu finden. Was mir dabei sofort in den Kopf kam und auf meinem Notizzettel für dieses Buch landete: »Selbstwertgefühl der Frauen«. Ich bin mir sicher, dass diese Frau eine Powerfrau ist. Sie managt in jungen Jahren ihren Job und erzieht gleichzeitig alleine ein kleines Kind. Vielleicht hätte sie auch schreiben können: »Spontane und lustige junge Frau sucht Mann zum Kennenlernen. Mit mir wird es selten langweilig! Ich interessiere mich für Sport und Kunstgeschichte und habe eine kleine Tochter, die man einfach kennenlernen muss. Deshalb solltest du mit beiden Beinen fest im Leben stehen, humorvoll und spontan sein. Ich freue mich auf deine Nachricht! «

Klingt gleich ganz anders als die erste Version. Wie kann es sein, dass wir Frauen uns immer nicht gut genug finden und unsere vermeintlichen Defizite in den Mittelpunkt stellen? Natürlich ist es für manche Männer schwer, sich auf eine Partnerschaft mit einer alleinerziehenden Mama einzulassen, aber ein Ausschlusskriterium ist es selten. Wenn ein Mann eine Frau toll findet, würde er mit einem Esel durch Südamerika reisen, um ihr zu imponieren. Oder übersetzt: Wenn ein Typ wirklich auf eine Frau steht, tut er so ziemlich alles für sie. Wir müssen uns einfach auf unsere Stärken konzentrieren und nicht zu kritisch mit uns selbst sein.

Die Beauty Marke Dove hat ein interessantes Projekt mit Frauen und einem Phantomzeichner der Polizei durchgeführt. Dieser hat fremde Frauen nur anhand ihrer Beschreibung gezeichnet, ohne sie zu sehen. Zunächst beschrieben sie sich selbst. »Ich habe ein sehr rundes Gesicht« oder »Ich habe einen sehr großen Kiefer« sind beispielhafte Beschreibungen. Das zweite Bild malte der Zeichner aufgrund der Beschreibung von Fremden über die Frauen, die sie zu diesem Zweck anschauten. »Sie hat strahlende blaue Augen« oder »Sie hat einen sehr freundlichen Gesichtsausdruck« sind Sätze, die gesagt wurden. Die Bilder wurden nebeneinandergehängt, und jene, die aufgrund der eigenen Beschreibung entstanden, waren unfreundlicher und weniger schön als die Realität.

Eine Frau, die an dem Versuch teilgenommen hat, sagte nach dem Vergleich in die Kamera: »Wir Frauen verbringen sehr viel Zeit damit festzustellen, was an uns nicht stimmt und was wir verändern können. Wir sollten die Dinge mehr zu schätzen wissen, die wir an uns mögen.«

Und damit hat sie recht. Frauen sind selbstkritischer und schreiben Erfolg eher externen Faktoren zu als ihrem Talent oder ihrer eigenen harten Arbeit. Sie unterschätzen sich selbst.

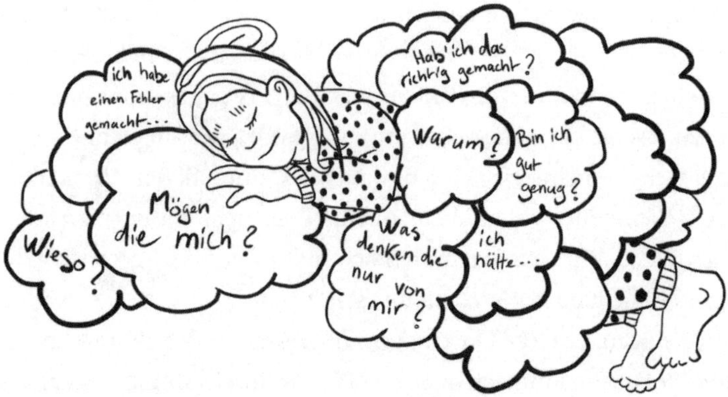
ich habe einen Fehler gemacht...
Hab' ich das richtig gemacht?
Warum?
Bin ich gut genug?
Mögen die mich?
Wieso?
Was denken die nur von mir?
ich hätte...

Bin ich gut genug?

Dafür überschätzen sich Männer. In einer Studie mit 74 Probanden wurde ein Bewerbungsgespräch samt Leistungstest und einem Vortrag zur Selbstdarstellung und beruflichen Situation imitiert. Das Ergebnis: Frauen schätzten sich in allen Phasen des Versuchs als deutlich weniger erfolgreich ein. Bei den Männern zeigte sich im Leistungstest eine Selbstüberschätzung, im Bewerbungsgespräch schätzten sie sich realistisch ein.

Ich selbst bin auch so unglaublich selbstkritisch und versuche, mich immer in allen Lebensbereichen zu optimieren. Warum in aller Welt ist das so?

Zum einen ist es gesellschaftlich nicht gut akzeptiert, wenn Frauen sich überschätzen. Schnell wird frau als »arrogant« und »überheblich« wahrgenommen, interessanterweise vor allem von anderen Frauen. Missgunst und Eifersucht sind zwei Begriffe, die dieses Phänomen gut beschreiben. Männer haben kein Problem mit selbstbewussten Frauen, im Gegenteil. Das macht sie besonders attraktiv. Ausgenommen sind hier Männer, die mit ihrem Selbstwertgefühl hadern und durch starke Frauen eingeschüchtert werden. Anders als bei Männern, die ihr Selbstwertgefühl aus sich herausschöpfen, ist das bei Frauen stärker abhängig von den Rückmeldungen der Außenwelt: »Sehe ich gut aus? Welches Kleid findest du besser?« Frauen wünschen sich deshalb auch häufiges Feedback.

Zum anderen sind wir oft sehr perfektionistisch. Neben der normalen Form des Perfektionismus gibt es den sogenannten »dysfunktionalen Perfektionisten«. Menschen, die hiervon betroffen sind, setzen sich hohe Standards und haben dabei Angst, Fehler zu machen. Sie möchten in jedem Fall den Erwartungen anderer gerecht werden und geben sich selbst gerne die Schuld, wenn etwas nicht klappt. Dieser dysfunktionale Perfektionismus kommt bei Frauen häufiger vor, insbesondere bei jungen Müttern.

Auch Frauen in den Medien zeigen uns ein absolut unrealistisches Bild von weiblichem Perfektionismus. Wer nicht in jeder Lebenslage top gestylt und zwei Wochen nach der Geburt einen perfekten After-Baby-Bauch hat, hinkt ja quasi schon automatisch hinterher. Meiner Meinung nach braucht es mehr ehrliche Beispiele in den Medien und auch im echten Leben. Damit wir endlich mal nicht den ganzen Tag gefilterte und gestellte Bilder anschauen müssen.

WARUM WIR VON ALLEN GEMOCHT WERDEN WOLLEN

»Kannst du dann noch einen Salat mitbringen?« Nein, das wird schwierig … erst habe ich Nachtdienst und davor habe ich noch eine Schulung. »Ja klar, kein Problem«, schreibe ich jedoch zurück. Warum denn nur um alles in der Welt? Ich will eigentlich Nein sagen und sage Ja. Und das passiert mir irgendwie ständig. »Ist es in Ordnung, wenn du den Dienst am Wochenende übernimmst?« Na, super, denke ich. »Also eigentlich bin ich auf dem Weihnachtsmarkt verabredet, aber wenn es wirklich gar nicht anders geht …«, und schon sitze ich das Wochenende auf der Arbeit. Ich kann »Nein« doch eigentlich sprechen und kann es aber trotzdem oft nicht sagen.

Jeder Mensch will als Person wahrgenommen und bestätigt werden. Soziale Anerkennung ist ein Grundbedürfnis des Menschen, wie auch essen, trinken oder auf die Toilette gehen. Von anderen Menschen gesehen und sozial anerkannt zu werden, aktiviert unser Belohnungssystem. Die Likes in den sozialen Netzwerken verursachen die Ausschüttung von Glückshormonen in unserem Reptiliengehirn, ein Ort, auf den wir keinen direkten Zugriff haben. Wir möchten also gemocht werden, das leuchtet vollkommen ein! Aber wird man nicht gemocht, wenn man keine Zeit hat, einen Salat vorzubereiten? Muss man es immer allen recht machen?

Nein, absolut nicht. Aber die Angst, vielleicht als egoistisch oder unkollegial dazustehen, lässt es uns doch oft tun. Schuld daran sind die Erwartungen an uns. Von Frauen wird generell Nettigkeit, Wärme, Verständnis und Hilfsbereitschaft erwartet. Von Männern erwarten wir Selbstkontrolle, Direktheit und Entscheidungsfreudigkeit. Und Frauen verzeihen wir weniger Fehler als Männern. Ein

Versuch an der Columbia Business School zeigt, wie unterschiedlich wir Männer und Frauen bewerten:

Der Lebenslauf von Howard Roizen wird Studenten der Universität gezeigt. Roizen hat erfolgreich mehrere Tech-Unternehmen gegründet, ist Risiko-Investor im Silicon Valley, Apple-Manager und im Vorstand renommierter Unternehmen. Die Studenten sollen anhand des Lebenslaufs seine Kompetenz bewerten. Das Urteil: kompetent und eingestellt. Gleiches sollten sie bei der Gegenprobe tun, mit dem Unterschied, dass Howard nun Heidi hieß, wie auch im richtigen Leben. Ihr Urteil fiel deutlich härter aus. Man bewertete sie als eitel und ehrgeizig, kompetent, aber unsympathisch. Man wollte sie nicht einstellen.

Als gesellschaftlicher Konsens gilt, dass Frauen kooperativ und nicht egoistisch sein müssen. Auch das ist ein Ergebnis unserer Biologie und der gesellschaftlichen Prägung. Unser soziales Verhalten wird durch ein feines Zusammenspiel biologischer Faktoren geregelt. Das weibliche Hormon Östrogen lässt uns kooperativer werden, während Testosteron egoistischer macht.

Forscher aus London setzten für diesen Test zwei Frauen vor einen Computermonitor. Sie sollten ein Suchspiel lösen, einmal wurde ihnen dabei ein Placebo verabreicht, das andere Mal bekamen sie Testosteron. Das Testosteron führte dazu, dass die Frauen mehr diskutierten und auf ihrer Meinung beharrten.

Da Männer grundsätzlich höhere Werte an Testosteron aufweisen als Frauen, sind wir an »typisch männliche« Verhaltensweisen gewöhnt. Bei Frauen wirkt das gleiche Verhalten dadurch viel schneller arrogant, erheblich und unkooperativ. Denn die Gesellschaft ist nicht an ein solches Verhalten gewöhnt.

Es ist für uns Frauen tatsächlich nicht leicht, in der heutigen Gesellschaft all den Anforderungen gerecht zu werden. Wir arbeiten, sind aber gleichzeitig – wenn vorhanden – für Haushalt und

Kinder verantwortlich. Den Kuchen für das Fußballevent der Söhne sollen selbstverständlich auch wir backen und wir werden dafür quasi automatisch eingeteilt. Um die Erwartungen nicht zu enttäuschen, backt man den Kuchen natürlich, obwohl eigentlich keine Zeit dafür ist.

Die beste Möglichkeit, sich Platz für rationale und logische Gedanken zu schaffen, ist folgende Antwort auf eine Bitte: »Darüber muss ich kurz nachdenken. Ich sage dir gleich Bescheid, ob es klappt.« So bleibt genug Zeit, über die erste Impulshandlung, die Befriedigung unseres Reptilienhirns, logisch nachzudenken, um aus einem Ja ein Nein zu machen, wenn man etwas nicht tun möchte oder kann.

ZICKENKRIEG & LÄSTERSCHWESTERN

Frauen sind freundlich, hilfsbereit und kooperativ. Sie helfen sich gegenseitig und sind nicht aggressiv. Und sie lebten glücklich bis an ihr Lebensende. Natürlich nicht.

Auch sie sind enttäuscht und verärgert oder eifersüchtig. Diese Gefühle müssen ja irgendwohin, vor allem, weil wir Frauen Dinge ungern direkt ansprechen, sondern erst mal mit uns herumtragen, bis wir dann irgendwann innerlich so richtig sauer sind. Gerade Kleinigkeiten stauen sich bei Frauen oft auf und dem Ärger muss ja irgendwie Luft gemacht werden. »Lästern ist wie furzen. Irgendwann muss die verbale Schmutzwolke raus, sonst passiert noch etwas Schlimmes.« Das war schon auf die Wand im Frauenklo an der Uni gekritzelt. Wohl wahr, aber schön ist so ein Furz auch nicht. Dafür kann er lange nachwirken und seinen miesen Gestank unsichtbar verteilen. Schön ist was anderes.

Ich habe zum Beispiel eine Freundin, die prinzipiell Dinge, die sie an anderen stört, nicht anspricht, sondern sie lieber allen anderen Menschen erzählt. Wenn ihr Ärger dann verflogen ist, tritt sie den »Lästerobjekten« mit einem engelsgleichen Lächeln gegenüber. Da ich ein sehr direkter Mensch bin, empfinde ich dieses Verhalten als hinterhältig, und ich habe sie auch schon gefragt, warum sie die Freundinnen nicht einfach direkt anspricht, statt die »Fehler« dem Rest der Welt ins Ohr zu kauen. Ihre Sicht der Dinge ist jedoch: »Ich will niemanden direkt verletzen, deshalb lasse ich meine Wut bei anderen raus.« Am Ende führen viele Wege nach Rom, und man muss sich entscheiden, welchen man nimmt. Ich persönlich nehme lieber den direkten.

Der wissenschaftliche Grund für das Lästern unter Frauen ist, Bündnisse zu schließen und die Konkurrenz lahmzulegen. Frauen reden dabei häufiger negativ über dritte und meistens über andere Frauen, vor allem jene, die als Konkurrenz erscheinen. Wir tratschen über Themen wie Aussehen oder soziale Informationen. Männer reden auch über Frauen, aber vor allem über die, die eine potenzielle Geschlechtspartnerin sein könnte. Ansonsten interessiert sie vor allem die Leistung anderer Männer. »Wie sieht die Neue aus dem ersten Stock aus?« – »Noch nicht gesehen, aber soll eine Granate sein, habe ich gehört.« Das ist beispielsweise eine typisch männliche Aussage, um über Dritte zu reden.

»Hast du die Neue gesehen? Was die anhat? So kurze Röcke würde ich nicht anziehen. Die soll sich auch schon an Vorgesetzte rangemacht haben.« Das sind ganz klassisch weibliche Sätze, wenn Konkurrenz gewittert wird.

Mehr als ein Drittel der Zeit, in der wir uns unterhalten, sprechen wir über Personen, die gar nicht anwesend sind. Die Forscherin Charlotte de Backer hat zu diesem Thema Studien durchgeführt und kommt zu dem Ergebnis: »Tratsch ist ein wichtiges Mittel, um an neue Partner zu kommen oder sich gegenüber Rivalen zu positionieren.« In ihrer Studie wurde auch über Männer getratscht. Interessanterweise weniger über ihr Aussehen als über die Dicke des Geldbeutels.

Frauen schmieden lieber Allianzen, wenn sie ihren Status in der Gruppe einbüßen könnten, statt offene verbale Aggression oder gar physische Gewalt zu nutzen. Sie versuchen, andere aus der Gruppe auszuschließen, und beschädigen den Ruf ihrer Gegnerinnen. Männer nutzen diese Taktiken auch, aber deutlich seltener als Frauen. Forscher vom Emmanuel College in Boston erklären sich dieses Verhalten als eine unterschiedliche Variante, wie Männer und Frauen innerhalb der Geschlechtergruppe konkurrieren.

Frauen gehen laut der Forscher häufiger Zweierbündnisse ein, während Männer größere Freundschaftsnetzwerke pflegen. »Meine beste Freundin« hört man von Frauen tatsächlich sehr oft, während »mein bester Kumpel« von Männern seltener so ausgesprochen wird. Oft sind es »die Jungs« oder einfach »wir«.

Angeblich reagieren Frauen deshalb sensibler auf Bedrohungen von außen: Ihre Zweierbündnisse sind fragiler als ein großes, dynamisches Netzwerk. Gruppen aus drei Mädchen zersplittern häufiger in ein Zweierbündnis und eine ausgeschlossene Person, während Jungs ihre Gruppe einfach durch neue Mitglieder vergrößern.

Auch Schimpansen verhalten sich übrigens so. Ihre Weibchen sind häufiger zu zweit unterwegs, während sich die Männer in Gruppen aufhalten.

Wie wir unsere Mitmenschen wahrnehmen und über sie sprechen, sagt aber auch viel über unsere eigene Persönlichkeit aus. Wer andere Menschen positiv sieht, ist selbst emotional stabiler. Das sagt die Wissenschaft.

»Hör vorsichtig zu, wie eine Person über andere spricht. Genauso wird sie über dich sprechen« lautet ein bekanntes Zitat. Und ich sage: Auch ein Pups muss erst mal lange Zeit im Darm vor sich hin gären. Wenn er schon entstanden ist, muss er irgendwie raus, das ist wohl wahr. Aber vielleicht könnte man auch einfach weniger Blähendes essen und der Furzbildung vorbeugen. Dann werden andere nicht durch den Gestank der gemeinen Ausdünstungen verletzt.

FRAUEN SHOPPEN ANDERS. MÄNNER AUCH

Wir fliegen in den Urlaub! Nach Marokko geht die Reise und in knapp einer Woche geht es los. Mein Freund Nico und ich laufen nach den Samstagseinkäufen gerade in einen Drogeriemarkt, um Shampoo und Sonnencreme für die Reise zu kaufen. Bevor wir am Regal mit den Sonnencremes ankommen, biege ich nochmal kurz in die Gesichtsmaskenabteilung ab – so eine Vliesmaske wollte ich länger schon ausprobieren, fiel mir gerade wieder ein. Zwei Masken, ein paar Haar & Haut-Vitamine und einen Nagellack später stehen wir gemeinsam vor dem Shampooregal. Die Entscheidung fällt mir schwer – ein »Extra blond«-Aufhellungsshampoo für sonnige Reflexe mit Keratin oder ein Shampoo mit UV-Schutz? Oder mein herkömmliches? Ich rieche sicherheitshalber an allen Shampoos. »Was meinst du, Nico?«, frage ich und halte ihm die verschiedenen Tuben vor die Nase.

Nico steht schon fix und fertig in der Ecke. Seine Kaufentscheidung ist ihm leichter gefallen. Er fragt nur: »Was ist denn der Unterschied?«

Männer! Ich erinnere mich in diesem Moment, dass Nico vor wenigen Wochen beiläufig erwähnt hat, dass er sowieso lieber Shampoo und Duschgel in einem nimmt. »Kauf am besten immer das für alles!« Das passte mir ziemlich gut, dann ist mehr Platz in der Dusche für mein Zeug. Shampoo, Duschgel, Duschöl, Rasierschaum, Conditioner und Haarkur müssen schließlich irgendwo ihren Platz finden.

Ich begann, mehr und mehr auf die Unterschiede beim Einkaufen zu achten: Männer mögen Drogeriemärkte nicht. In meinen nicht repräsentativen Umfragen aus dem Freundeskreis stellte sich auch heraus: Primark ist ein Horror für das männliche Geschlecht. Die ethische Diskussion mal ausgelassen, ist es für sie vor allem deshalb schrecklich, weil alles unsortiert ist und man überhaupt nicht zielstrebig finden kann, was man sucht. Große, volle Modegeschäfte mit Modebeispielen »Für den Frühling« oder »Classic« und »Basics« zielen voll und ganz auf weibliche Bedürfnisse ab. Frauen sind offener gegenüber Inspiration, gehen nicht unbedingt zielführend einkaufen, sondern »schauen mal, was es so gibt«. Wenn wir etwas finden, das uns gefällt, schauen wir trotzdem lieber nochmal nach, ob es nicht ein ähnliches günstigeres oder noch attraktiveres Stück gibt. Eine US-Studie hat herausgefunden, dass 65 Prozent der Männer das Produkt kaufen, das sie anprobiert haben, wohingegen nur 25 Prozent der Frauen so kurz entschlossen sind.

Männer gehen einkaufen und Frauen gehen shoppen. Für Männer müsste es einfach eine Ecke mit Jeanshosen, eine mit Hemden und eine mit T-Shirts geben. Elektrofachgeschäfte und Baumärkte sind marketingtechnisch zum Beispiel genau auf Männer zugeschnitten. Da gibt's eine klare Sortierung: Fernseher stehen nur bei den Fernsehern und nicht bei »Neues für die Frühlingssaison«. Klare Beschilderungen führen sie schnell zum Ziel, mit dem Deko-Charme einer Industriehalle.

Frauen ticken als Käuferinnen anders als Männer und sind ein beliebtes Ziel im Marketing. Laut einer Studie der Nielsen Company sind Frauen sogar für 80 Prozent der Konsumentscheidungen verantwortlich! Wir treffen also definitiv mehr Kaufentscheidungen als Männer. Trotzdem sind wir schwieriger und komplexer als Zielgruppe, denn »die Frau« gibt es nicht: Junge Mütter, berufstätige und nicht berufstätige Frauen, alte und junge Frauen und so weiter kaufen allesamt unterschiedlich ein.

Weil wir offener für Kaufideen und visuell besonders gut ansprechbar sind, sind wir im Besonderen eine Zielgruppe oder die Zielopfer des Social-Media-Marketings. Wir nutzen soziale Medien öfter als Männer, checken unsere Accounts regelmäßiger und bei Onlinedeals schlagen wir auch zu 20 Prozent häufiger zu. Ich selbst bin schon mehrfach in diese blöde Falle getappt. Proteinpulver in riesigen Dosen mit pinken Verpackungen, angeblich zum Abnehmen, Masken auf Kokosnuss-Basis, überteuerter Fatburner-Detox-Tee mit Beeren und Superfood-Smoothie-Mischungen – von denen ich gleich fünf gekauft habe, weil ich mich nicht entscheiden konnte – stehen heute noch in meinem Schrank.

»Der Einfluss von Fashion-Bloggerinnen oder reichweitenstarken Instagram-Accounts wird immer größer. Diese sind schon heute ein wichtiger Kontaktpunkt in der Customer Journey der weiblichen Kunden«, erklärt Dr. Kai Hudetz, Geschäftsführer des Instituts für Handelsforschung, Köln. Ja, der Einfluss wird anscheinend tatsächlich immer größer und überlädt meine Küche. Dünner bin ich allerdings durch die Pülverchen und Tees noch nicht geworden. Dafür stehe ich den sozialen Medien inzwischen immer kritischer gegenüber, nutze sie aber trotzdem noch fleißig. Vielleicht eine Sucht? Sie faszinieren und erschrecken mich gleichzeitig. Diese Scheinwelt, die uns verbindet, aber es eben doch nicht tut. In der keiner als uniformierter Loser dastehen will und fleißig Bilder von Urlauben, Essen und Fitnessselfies postet. Im besten Fall noch einen Filter drauf, damit es aufregender als in der Realität aussieht. Auf Instagram kann eben jede so sein, wie sie sein möchte. Dort können Beauty-Filter Pickelchen und Falten wegzaubern, es gibt ausschließlich glückliche Paare und gutes Essen. Wir haben ein Wettrüsten des privaten Lebens begonnen. Mein Boyfriend und ich haben übrigens auch coole Sonnenbrillen von unserer #vacation auf Instagram. Mit Filter natürlich, weil ich mir die Nase ordentlich verbrannt hatte.

WENN FRAUEN KRIMINELL WERDEN

November 2007. Amanda Knox, der Engel mit den Eisaugen, sitzt im Gefängnis in Perugia, Italien. Die bildhübsche junge Amerikanerin soll gemeinsam mit ihrem Freund Raffaele ihre Mitbewohnerin Meredith gequält, vergewaltigt und getötet haben. So lautet der Vorwurf der italienischen Polizei. Das Indiz ist ein blutverschmiertes Küchenmesser. Amanda Knox verstrickt sich in eigene Aussagen, beschuldigt einen falschen Verdächtigen und küsst ihren damaligen Freund noch während der Ermittlungen am Tatort – vor laufender Kamera. Die Boulevardpresse legt ihr diesen Kuss als bizarres Verhalten aus und nimmt ihr gesamtes Leben auseinander. Plötzlich ist die amerikanische Austauschstudentin eine Nymphomanin und drogensüchtig. Alles, was sie tut, wird gegen sie ausgelegt. Selbst ihre Augen: zu blau, um unschuldig zu sein.

Die weltweite Presse stürzte sich auf diesen Fall. Eine idyllische Kleinstadt in Italien und ein hübsches junges Mädchen als bestialische Mörderin ohne Motiv. Die Story kommt an. Warum?

Weil Frauen selten morden. Wenn doch, machen sie ihre körperliche Unterlegenheit durch ausgeklügelte Vorgehensweisen wett. Bestialische Delikte roher Gewalt sind Ausnahmen. Frauen töten kreativer und einfallsreicher, was sie nicht weniger gefährlich macht. Im Fall von Amanda Knox wurde übrigens nie ihre DNA sowie die ihres Freundes am Tatort gefunden. Dafür die DNA eines vorbestraften Drogenhändlers, der für die Tat aktuell im Gefängnis sitzt.

In Deutschland sind nur sechs Prozent der Strafgefangenen weiblich. Dafür gibt es verschiedene Theorien. Eine sehr plausible ist, dass Frauen anders mit aggressiven Impulsen umgehen. Sie richten ihre Aggressionen vermehrt gegen sich selbst und neigen eher zu Depressionen, Essstörungen, Beruhigungsmittelsucht und Selbstvorwürfen.

Frauen denken generell komplexer, so auch bei Straftaten. Es sei denn, es ist massivste Wut im Spiel. Dann kann auch eine Frau ihrem Mann mit einem Hackebeil den Kopf spalten.

Oftmals entledigen sich Frauen ihrer Männer nach seelischen oder körperlichen Misshandlungen, Demütigungen und Schikanen. Stichwaffen verwenden sie doppelt so häufig wie Männer, häufig töten sie ihre Opfer im Schlaf oder verabreichen ihnen zuvor Schlafmittel oder K.-o.-Tropfen.

Im Bereich Diebstahl, Betrug und Beleidigung sind Frauen mit 30 Prozent schon häufiger an Gesetzesverstößen beteiligt. Im häuslichen Umfeld sind sie stark überrepräsentiert: Kindesmisshandlung, Kindestötung und Gewalt an Kindern. Aber auch Gewalt gegenüber Angehörigen, die sie pflegen. Der Fachbegriff hierfür lautet »Tatgelegenheitsstruktur«. Die Wahrscheinlichkeit ist größer, dass es zum Ausleben von Aggressionen kommt, wenn jemand viel mit etwas Belastendem und Frustrierendem zu tun hat. Leider ist dies im Fall der Kindererziehung bei Frauen häufiger der Fall, da sie im Regelfall die Hauptlast tragen.

Bei Psychopathen, unter denen die Männer dominieren, sind die Gehirne anders vernetzt. Psychopathen spüren Emotionen wie Reue, Empathie oder Schuldgefühle nicht. Sie können sie aber sehr bewusst imitieren und Emotionen einsetzen, um gezielt Menschen zu täuschen. Psychopathische Jungs fallen schon früh auf, sie quälen Tiere im Sandkasten oder sind extrem gewalttätig und bedrängen Mitschüler oder Geschwister sexuell. Bei Frauen konnte dies nicht beobachtet werden. Psychopathinnen gelten als nicht besonders auffällig, sie gehen subtiler vor. Und bleiben deshalb länger unentdeckt.

Psychopathin, Mörderin oder Diebin – Frauen gehen bei Verbrechen sehr geschickt vor. Viele Taten passieren im häuslichen Umfeld und eine hohe Dunkelziffer ist daher wahrscheinlich. Vielleicht hängt es auch mit der Empathie zusammen. Frauen sind empathischer als Männer und können dieses Gefühl sogar für ihre Feinde empfinden. Auf der Skala der Empathie-Quotient-Tests erreichen sie um die 50 Punkte im Schnitt, während Männer circa 40 erreichen. Übrigens ist Empathie nur zu zehn Prozent angeboren, zumindest laut einer Megastudie der Universität Cambridge mit 46.000 Menschen. Die Vermutung: Die weiblichen Hormone lassen uns empathischer werden.

DISNEY, DIE LIEBE UND WIR FRAUEN

DER GESELLSCHAFTLICHE SUPERGAU – SINGLE MIT 29,7

Das schrille Klingeln reißt mich aus dem Schlaf. Benommen öffne ich die Augen und greife nach dem Wasser auf dem Nachttisch. »Wie viel Uhr ist es?« Neben der Flasche liegt mein Handy. Himmel … 16 Anrufe in Abwesenheit. »Meld dich mal!! Machen uns Sorgen.« Ich erschauere unwillkürlich, schließe meine Augen und lasse meinen Kopf aufs Kissen zurückfallen. »Na, klasse.« Schlagartig fällt es mir wieder ein: Nach knapp sieben Jahren Beziehung bin ich seit gestern Abend im Alter von 29,7 Jahren wieder Single.

Ich weiß nicht wirklich, was genau unserer Beziehung gefehlt hat. Wir waren im Grunde wie beste Kumpels, aber die Schmetterlinge im Bauch sind schon längst davongeflattert. Aber ist das so ungewöhnlich?

Nach spätestens 30 Monaten, im Schnitt ungefähr nach einem Jahr, beginnt sich das Hormonchaos des ersten Verliebtseins wieder zu regulieren. Das sogenannte Glückshormon Dopamin ist die Hauptursache für das euphorisierende Gefühl, das Herzklopfen und sogar für das Kribbeln im Bauch. Denn es sorgt für eine vermehrte Durchblutung der Bauchorgane. Die Liebe geht also tatsächlich durch den Magen. Dopamin aktiviert außerdem auch unser Lustzentrum im Gehirn, den Nucleus accumbens. An diesem ungefähr zwei Zentimeter kleinen Gebiet dockt es an und sorgt dort für das typische Belohnungsgefühl.

Hierzu haben Forscher verschiedene Experimente durchgeführt. Sie haben Affen für ein bestimmtes Verhalten mit einem süßen Saft belohnt. Nach einer gewissen Zeit löste allein dieses Verhalten schon Glücksgefühle bei den Affen aus, ihre dopaminergen Neurone feuerten in freudiger Erwartungshaltung so lange, bis sie ihren Saft bekamen.

Beim Erlernen von Verhaltensmustern spielt Dopamin also eine große Rolle, und auch die Sucht nach Extremsportarten ist eng damit verknüpft. Wenn man so richtig verknallt ist, gleicht das quasi einer Sucht, einer Sucht nach dem Menschen, der dieses wunderbare Gefühl in einem auslöst. Interessanterweise stimulieren auch Drogen wie Kokain oder Alkohol unsere dopaminergen Synapsen. Der wissenschaftliche Beweis für die Ähnlichkeit konnte in einer Studie der University of California nachgewiesen werden. Männliche Fruchtfliegen, die sexuell abgelehnt wurden, tranken viermal so viel Alkohol wie ihre Fruchtfliegenkollegen, die sich gepaart hatten. »Gleiches Belohnungszentrum, ein anderer Weg, um es zu stimulieren«, so die Schlussfolgerung.

Sobald der Dopaminrausch in einer Beziehung vorbei ist, entwickeln sich mit der Zeit eine tiefe Verbundenheit und ein Zusammenhörigkeitsgefühl. Als Wissenschaftlerin war ich mir also dementsprechend unsicher, ob »es fehlt irgendwas« ein triftiger Grund ist, eine sonst im Grunde harmonische Beziehung nach sieben Jahren zu beenden. Ist doch irgendwie logisch, dass die schmutzige Unterwäsche des Partners und das Putzen des gemeinsamen Klos meinem Gehirn keine kokainartigen Rauschzustände mehr beschert. Vielleicht ist es doch wahrscheinlicher, dass Disney uns falsche Vorstellungen von der Liebe gemacht hat. Außerdem gibt es wirklich wenige von diesen Prinzen, die einem Lieder singen und mit frisch gestutztem Bart und Krönchen auf dem Kopf auf einem weißen Pferd kilometerweit dahergeritten kommen. Die heutigen Männer schaffen es ja nicht einmal, uns vom Flughafen abzuholen. Da muss man eben in der Lage sein, die Koffer selbst zu schleppen.

Meine halb griechische, halb türkische Freundin Sibel ist da völlig anderer Meinung. »Er ist es einfach nicht, Lena. Ein Mann, den man wirklich liebt, da überlegt man nicht ständig hin und her, ob es Sinn macht zusammenzubleiben!« Ich mache einen Sekt auf und schenke uns ein.

»Was sagt denn dein Herz dazu?«

Die Frage kam überraschend. Mein Herz? »Äh, ich weiß nicht … was sollte es denn sagen?«

»Vermisst du ihn denn, wenn du weg bist?«

Ich nehme einen großen Schluck aus meinem Glas: »Nein.«

Sibel mustert mich: »Na, dann ist es doch klar. Dann sagt dein Herz Nein.«

Klar, ich würde mir auch eine Liebe wünschen wie in den Kinofilmen! Selbst nach harten Jahren des Krieges wissen zwei wahre Liebende, dass sie zusammengehören. Schreiben sich Briefe, warten. Aber bin ich zu sowas überhaupt in der Lage? Oder war er wirklich einfach nicht der Richtige?

Sibel zündet sich eine Zigarette an und atmet den Rauch Richtung Fenster aus. »Weißt du, ich war vor einem Jahr verlobt, wir haben meine Verlobungsfeier vorbereitet. Mit der gesamten Familie sollte das freudige Ereignis gefeiert werden, bis in die frühen Morgenstunden. Meine Tanten sind aus der Türkei angereist.« Sie streicht sich ihre dunkelbraunen langen Haare hinter die Ohren. »Meine eine Tante, sie war furchtbar traurig, weil ihr Mann sie nie in den Arm nimmt. Sie sagte, seit 27 Jahren wartet sie schon darauf, dass er ihr endlich mal ein bisschen Zuneigung zeigt. Und da war es mir klar.«

»Was war dir klar?«, frage ich und beiße in mein Brötchen.

»Na, dass sie auch die nächsten 27 Jahre darauf warten wird. Er wird sich nicht ändern. Und mein Ex-Verlobter hätte sich auch nie geändert. Das war nur die Hoffnung. Meine Angst, dass allein sein schlimmer ist als sich zu trennen. Und: Wir verwechseln manchmal Liebe mit Gewohnheit. Es fällt uns immer schwer, zu gehen, obwohl Bleiben das Falsche ist.«

Es ist der 14. Februar, Valentinstag. Der letzte Valentinstag in dieser Beziehung.

Ich schlafe in der Nacht nur wenige Stunden, und die eher schlecht als recht. Eine normale Reaktion des Körpers auf Stress. Denn bei emotionalen Reizen,wie Schmerz oder Wut nimmt die Menge des Hormons Adrenalin in unserem Blutkreislauf zu. Das gleiche Hormon wurde vor Hunderten und Tausenden von Jahren auch kurz vor dem Kampf mit dem gefährlichen Gegner freigesetzt. Der Körper stellt sich auf den Kampf ein: Das Herz schlägt schneller, die Muskulatur wird mit mehr Blut und Sauerstoff versorgt, Atem und Puls beschleunigen sich.

Daneben befiehlt das Gehirn dem Körper »Stresshormone ausschütten!« und im Gehirn wird das Hormon CRH (Corticotropin-Releasing-Hormon) produziert. In der Hirnanhangdrüse wird daraufhin Corticotropin freigesetzt, das über den Blutkreislauf zur Nebenniere gelangt. Dort wiederum fangen die Zellen an, zu arbeiten, und produzieren das Stresshormon schlechthin: Cortisol.

Eine gewaltige Kaskade läuft also in unseren Organen ab, wenn wir emotionalen Stress spüren. Nur wieso kann man unter Stress so schlecht schlafen? Das CRH ist schuld! Es senkt die Qualität und Tiefe des Schlafs. Zudem ist das Cortisol ein regelrechtes »Wachhormon« und wird täglich vom Körper in den Morgenstunden ausgeschüttet, damit wir wach werden. Die höchste Konzentration erreicht es zwischen sechs und neun Uhr morgens, die niedrigste um Mitternacht.

Ich kann also nicht schlafen, weil sich mein Körper im Alarmzustand befindet. Ich möchte aber schlafen! Und nicht über den

Mann fürs Leben oder die Liebe, oder ob es das alles überhaupt gibt, nachdenken. Es wird Zeit, meine Gedanken zu ordnen. Und so verbringe ich diese Nacht nicht mehr mit Grübeln, sondern klappe meinen Laptop auf und recherchiere alles zum Thema Liebe.

DAS VERLIEBTE GEHIRN

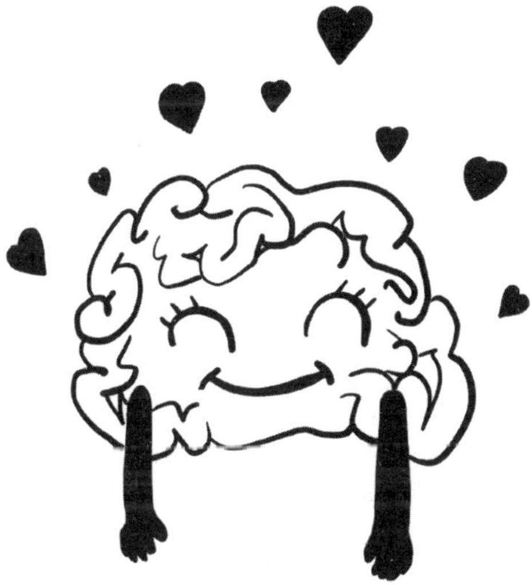

Ich bin so verliebt!

Das verliebte Gehirn ist süchtig und blind. Für uns fühlt sich das wunderbar an, wir schweben auf Wolke sieben, Schmetterlinge im Bauch, Herzklopfen, ein breites Dauergrinsen, wenn eine WhatsApp-Nachricht von unserer neuen Liebe auf dem Display erscheint. An etwas anderes zu denken fällt schwer. Diagnose: schwer verliebt.

Liebe ist dabei ein Wort, das wir häufig benutzen, ohne es richtig erklären zu können. Ein körperlicher Zustand. Ein hochkomplexes Zusammenspiel aus Biologie, Partnerwahl, Hormonen und erregten Gehirnarealen. Schon der griechische Philosoph Platon wusste: Liebe ist nur eine Form des Wahnsinns. Und damit liegt er nicht falsch. Denn wissenschaftlich gesehen, befinden sich frisch Verliebte körperlich und geistig in einem Ausnahmezustand. Wir essen weniger, schlafen schlechter und sind trotzdem glücklicher. Ein Hormonchaos der Extraklasse. Auf der indonesischen Insel Sulawesi wird die Liebe deshalb als Krankheit angesehen. Man muss dringend einen Heiler aufsuchen, wenn man von solchen Gefühlen für eine Person heimgesucht wird. Dafür gehören dort Sex und Lust zu den Grundbedürfnissen eines Menschen, genauso wie Essen, Schlafen und Trinken.

Wir sind vielleicht nicht krank, aber unser Gehirn ist tatsächlich vernebelt. Die Partylöwen schlechthin werden zu Schoßhündchen, und verliebte Freundinnen erklären nach drei Wochen Funkstille seit dem letzten Date, dass das vielleicht doch nicht als negatives Zeichen zu interpretieren sei – »vielleicht hat er einfach viel zu tun!« Andere verschenken ihr halbes Vermögen an Fremde. »Wie konnte ich so bescheuert sein?«, fragt eine Frau in ihren Mittfünfzigern, nachdem sie ihrer Internetliebe aus Afrika ihr halbes Vermögen überwiesen hat.

Zwei Jahre lang schrieb sich das Paar. »Good Morning Honey, how are you today, my beautiful Lady?« Morgens SMS zum Aufwachen und abends Skype-Gespräche. Er versprach ihr eine Hochzeit und hielt um ihre Hand an, machte ihr unzählige Komplimente und fragte nach ihrem Wohlergehen. Für Krankenhausaufenthalte, seine Familienmitglieder oder Flüge überwies sie ihm ihr hart erspartes Geld und erzählte ihren Freunden aus der Heimat lieber nichts davon. Mit gutem Grund, denn der Schwindel war mehr als offensichtlich. Warum überwies die Frau trotzdem das Geld?

Zum einen ist Liebe bedingungslos. Sowohl die Liebe einer Mutter zu ihrem Kind als auch die Liebe zu einem Partner. Neuronale Netzwerke im Gehirn, die für kritische soziale Bewertungen und negative Gefühle zuständig sind, werden deaktiviert. Dafür werden

Belohnungszentren angeschaltet, die uns süchtig nach dem Partner machen.

An der Sucht sind unsere Hormone schuld. Sie entstehen in unseren Nervenzellen, im Darmgewebe oder in Drüsen. Hormone sind die Postboten unseres Körpers. Sie bringen Nachrichten von A nach B und docken an ihrem Zielort an Rezeptoren an. Dort setzen sie ganz spezielle Reaktionen in Gang, aber nur wenn Hormon und Rezeptor wie Schlüssel und Schloss zusammenpassen. Wenn wir einen saftigen Burger mit extra Käse und knusprigen Pommes essen, schüttet unsere Bauchspeicheldrüse Insulin ins Blut aus. Für unsere Zellen im gesamten Körper ist das der Befehl »Zucker aufnehmen!«

Werden die Hormone in Nervenzellen, zum Beispiel im Gehirn, produziert, nennt man sie Neurohormone. Eines davon ist das Oxytocin. Durch mechanische Reize der Vagina, der Brustwarze und beim Orgasmus wird es ins Blut freigesetzt. Auch das Schreien eines Säuglings sorgt bei seiner Mutter für eine starke Oxytocin-Ausschüttung. Das Neurohormon sorgt für ein starkes Bindungsgefühl der Mutter an ihren Säugling.

Bei den Männern wirkt es etwas anders: Sie sind besonders entspannt, wenn ihr Körper mit Oxytocin durchflutet wird. Deshalb schlafen sie auch nach dem Sex oft direkt ein. Wir Frauen empfangen durch das Oxytocin stattdessen das Signal »Binde dich an diese Person!«. Ein Grund, wieso Frauen öfter als Männer Schwierigkeiten mit unverbindlichen Affären haben. »Wir treffen uns nur so« heißt es am Anfang der Bekanntschaft. »Er ist ganz nett.« Nach ein paar weiteren Treffen ist er dann von nett zum »absoluten Oberhammer« aufgestiegen und hat Traummann-Potenzial. Leider aber ist er nach wie vor auf der »unverbindlichen Schiene« und »kann sich gerade nicht binden«. Den Forschern kam eine Idee. Vielleicht könnte man mit dem Oxytocin als Nasenspray Männer an Frauen binden? Die Rettung für Frauen, die in Treulose-ich-möchte-mich-nicht-binden-Männer verliebt sind?

Die Antwortet lautet vermutlich nein. Denn das Bindungshormon funktioniert, aber nicht wahllos. Die Männer in dem Test fanden nur ihre Partnerin mit Oxytocin-Nasenspray attraktiver und ihr Belohnungszentrum arbeitete stärker als mit dem Placebo-Nasenspray. Andere Frauen fanden die Männer in dem Versuch auch mit Oxytocin-Nasenspray nicht attraktiver.

Übrigens könnte das Bindungshormon vielleicht auch zu der Verwirrtheit führen, die typisch für Verliebte ist. Frisch verliebte Meerschweinchen mit einem erhöhten Oxytocin-Spiegel können sich nämlich den Standort eines Futterplatzes partout nicht merken.

Ein weiteres wichtiges Hormon der Liebe und Bindung ist das Adiuretin (ADH) oder auch Vasopressin. Genau wie Oxytocin wird es im Hypophysenhinterlappen, dem hinteren Teil unserer Zirbeldrüse, gebildet, und zusammen gelten sie als »Kuschelhormon-Cocktail«.

Im Medizinstudium habe ich über Vasopressin gelernt, dass es unseren Urin konzentriert und jeden Tag 15 bis 25 Liter Wasser in den Körper »zurückfiltert«. Der Blutdruck wird so selbst bei Flüssigkeitsmangel konstant gehalten. Wenn wir stark schwitzen, schüttet unser Hirn mehr ADH aus, und die Niere weiß Bescheid: »Nicht mehr so viel Wasser rauslassen«.

Da es vor allem nachts ausgeschieden wird, können gesunde Erwachsene übrigens durchschlafen, ohne auf die Toilette gehen zu müssen.

ADH scheint aber nicht nur mit unserer Blase, sondern auch mit unserem Liebesleben zu tun zu haben. Rattenmütter werden fürsorglicher, wenn ihre ADH-Systeme aktiviert werden, und Single-Präriewölfe nahmen sich direkt eine Wölfin zur Partnerin, nachdem ihnen Vasopressin gespritzt wurde. Blockierten die Forscher das Vasopressin-System, fingen die Wölfe plötzlich an fremdzugehen.

Und zuletzt sind im verliebten Gehirn noch Neurotrophine. Das sind kleine Proteine und unsere »Nervennährstoffe«. Sie sind bei Verliebten im ersten Jahr stark erhöht messbar und spielen beim Auf- und Abbau von Nervennetzen eine große Rolle. Sie sichern den Fortbestand neuronaler Verbindungen und bewirken zielgerichtete Verbindungen zwischen den Nervenzellen. Vielleicht macht Liebe nicht nur blind, sondern wenigstens auch schlau.

Eigentlich haben wir die Liebe also eher im Kopf als im Herz. Aber wieso ist dann das Herz in vielen Kulturen auf der Welt und seit Jahrhunderten das Symbol der Liebe?

Vielleicht weil es uns aus Liebe töten kann. Wir Mediziner kennen nämlich eine Krankheit, die sich wie ein Herzinfarkt äußert und mit dem Tod enden kann: das Broken-Heart-Syndrom.

Es betrifft häufig Frauen nach der Menopause und wird durch extremen seelischen Stress ausgelöst. Der Körper schüttet massiv Stresshormone aus, die über das Blut zum Herzen gelangen. Ein Einstrom von Kalzium in die Zellen führt dann wahrscheinlich zur Verkrampfung des Herzmuskels. Die Betroffenen empfinden Schmerzen oder eine Enge in der Brust, Herzrasen und Atemnot. Die Herzspitze ist ballonartig erweitert und die Aorta, unsere Hauptschlagader, verengt. Die Japaner benannten die Krankheit daher nach einem Tintenfischglas (Tako Tsubo), das eine ähnliche Form aufweist wie die des »Broken Heart«. Die Liebe kann uns also tatsächlich umbringen.

Der sogenannte Witweneffekt bezeichnet das Phänomen, dass Paare, die ihr Leben miteinander verbracht haben, häufig im gleichen Zeitraum sterben. Das Sterberisiko ist tatsächlich um ganze

18 Prozent erhöht, wenn der Partner verstirbt, mit dem man große Teile seines Lebens verbracht hat.

Liebe ist also kein Hirngespinst, sondern ein biologisch messbarer Parameter im Hirn, und dieses hängt wiederum mit dem Rest des Körpers zusammen. Junge, frisch verliebte Paare wurden in einen Hirnscanner geschoben. Dabei schauten sie sich Bilder ihrer Partner an. Die Auswertung der Bilder ergab, dass die Area tegmentalis ventralis, ein Bereich in unserem »Reptilienhirn«, dem ältesten Teil unseres Gehirns, besonders stark aktiv ist. Er gilt als »Dopamin-Fabrik«. Dieses wirkt an den Belohnungszentren des Gehirns und wird in den Nucleus accumbens und präfrontalen Cortex, den vorderen Teil unseres Hirns, ausgeschüttet.

Verliebt zu sein, wirkt auf unseren Körper also wie ein Aufputschmittel und lässt gleichzeitig unser Stresshormon, das Cortisol, ansteigen. Da Cortisol auch unsere Glückshormon-Werte senkt, pendelt sich bei frisch Verliebten der Serotoninspiegel auf einem niedrigen Level ein. Ein klares Alarmsignal für unser Hirn: Es signalisiert uns Angstzustände. Kein Wunder also, dass frisch Verliebte unter Verlustängsten leiden und gefühlsmäßig abstürzen, wenn der Angebetete sich mal ein paar Tage nicht meldet. Oder wie meine Freundin Anneli fragte, kurz nachdem sie mit ihrem Freund Bastian zusammenkam: »Ich bin sehr glücklich, aber auch erschüttert. Was ist, wenn er jetzt wieder Schluss macht?« Und das war vollkommen ernst gemeint. »Anneli, wenn er jetzt mit dir Schluss machen will, wäre er wahrscheinlich nicht letzte Woche mit dir zusammengekommen und würde ständig im Berufsverkehr von Frankfurt nach Mainz fahren.«

Übrigens kann man den Dopaminrausch nicht nur bei frisch Verliebten, sondern auch nach 20 Jahren Ehe im Gehirn nachweisen. In der Hirnchemie von Frisch- und Langzeitverliebten bestehen generell auch nur geringe Unterschiede. Es gibt also definitiv die Möglichkeit, auch über viele Jahre lang »nachweisbar« verliebt zu sein. In den späteren Phasen der Liebe sind jedoch zusätzlich opioid- und serotoninreiche Regionen aktiv, die zum Beispiel die Schmerzweiterleitung und Schmerzverarbeitung beeinflussen und auch Angriffspunkte für Depressionen sind. Denn niedrige Serotoninwerte können mit Depressionen in Verbindung gebracht werden.

Eine Haltbarkeitsgarantie gibt es durch diese Erkenntnisse für eine Beziehung jedoch nicht. Es gibt nämlich einen Haken: Die Untersuchung fand ja nur an glücklichen Paaren statt, die bereits 20 Jahre verheiratet sind. Was ist in den Gehirnen der Getrennten passiert? Wie wird aus dem Treueversprechen »Bis dass der Tod uns scheidet« in knapp 50 Prozent der Fälle ein Gang zum Scheidungsanwalt? Verändert sich die einst so passende Chemie in unserem Kopf oder hat sie vielleicht von vornherein nicht gestimmt?

Meine Oma, eine der glücklichsten und zufriedensten Frauen, die ich kenne, hat mir Folgendes gesagt: »Früher, da haben wir unsere Dinge repariert, wenn sie kaputt waren. Ich habe die Socken von mir und meinem Mann gestopft, wenn sie löchrig waren. Heute ist das aus der Mode gekommen. Handys, Autos, Kleidung – alles wird gekauft, um es für ein neueres und besseres Modell auszutauschen.«

Und damit hat sie vollkommen recht, wir leben in einer Wegwerfgesellschaft. Es macht einfach keinen Sinn mehr, im 21. Jahrhundert Socken zu stopfen, wenn es fünf paar neue schon für sechs Euro zu kaufen gibt.

Wikipedia bezeichnet die »Wegwerfmentalität« als eine »nicht auf Nachhaltigkeit ausgerichtete Einstellung, die häufig auch reparable oder vollständig gebrauchsfähige Güter zugunsten neuer entsorgt«. Entsorgen wir unsere Beziehungen heutzutage auch zugunsten neuer, obwohl wir die Löcher flicken und stopfen können?

Ich schaue mir die Scheidungsquoten weltweit an. Und tatsächlich: Außer im Vatikanstaat und auf den Philippinen steigen sie tendenziell überall an. Diese beiden Länder zählen aber auch nicht, weil man sich dort gar nicht scheiden lassen darf. Die römisch-katholische Kirche erklärt die Eheschließung nämlich als göttliches Geschenk und daher als unauflöslich.

Natürlich hängt die steigende Scheidungsquote in keinem Fall damit zusammen, dass wir heute alle beziehungsunfähiger sind als unsere Vorfahren. Wir Frauen sind wirtschaftlich unabhängig und nicht auf unseren Ehemann als Ernährer angewiesen. Eine Scheidung ist kein Beinbruch – gesellschaftlich ist das Scheitern einer Ehe akzeptiert. Es ist kein Problem, noch einmal zu heiraten.

In Deutschland wird in etwa jede zweite bis dritte Ehe wieder geschieden. Wobei es nicht im verflixten siebten Jahr die höchste ehedauerspezifische Scheidungsrate gibt, sondern laut statistischem Bundesamt in dem Zeitraum nach drei bis acht Jahren Ehe.

Auch meine und Sibels Partnerschaften sind genau in diesem Zeitraum in die Brüche gegangen. Professor Fishers Erklärung dazu: Ähnlich wie Füchse und Rotkehlchen sei der Mensch für die »serielle Monogamie« geschaffen. Also für Lebensabschnittspartner statt einer lebenslangen Ehe. Die Theorie scheint irgendwo plausibel, aber sie gefällt mir nicht. Ich möchte lieber keine vier weiteren Lebensabschnittspartner, sondern beim nächsten Mal die Liebe meines Lebens finden. Ich will am liebsten mit meinem zukünftigen Ehemann am Ende meines Lebens noch verbunden sein. Auf dass wir mit grauen Haaren, runzeligen, aber lachenden Gesichtern auf unendlich viele glückliche Momente zurückblicken können und mit unseren Enkelkindern Weihnachten feiern.

Ich kenne aber auch diese lauwarme Seite einer Beziehung. Das Gefühl, wenn von der Liebe so gar nichts mehr übrig bleibt. Nach zwei bis drei Jahren war in meiner letzten Beziehung nicht nur das

Feuer weg, es loderte auch kein Flämmchen mehr. Stark heruntergebrochen, hätten wir beste Freunde sein können, aber eben auch nicht mehr. Durch harte Arbeit und gemeinsame Partnerzeit am Montagabend wäre da auch nichts mehr zu retten gewesen.

Wovon hängt es also ab, ob eine Beziehung die »kritische Phase« überlebt?

Es hängt davon ab, wie gut wir zusammenpassen, wenn unser Hirn wieder »normal« wird. Ob die Chemie stimmt. Streng genommen, können wir »Ich liebe dich« frühestens nach einem knappen Jahr sagen. Vorher wäre »Ich bin verliebt in dich« der passende Ausdruck. Denn nicht jede Phase des Verliebtseins hat das Potenzial, in eine lang anhaltende Liebe überzugehen. In vielen Fällen erfolgt die Trennung, wenn das Hirn wieder in seinem ursprünglichen Zustand funktioniert und man doch klarer die Fehler des anderen sieht. Manchmal passt es aber auch so gut, dass die Chemie einfach stimmt und unsere Hirne in größter Zufriedenheit ganze Jahrzehnte eine dosierte Sucht und berauschende Wohlfühlzustände erleben können.

WAS IST LIEBE ÜBERHAUPT?

Schon im alten Rom gab es die Vorstellung von Amor, dem Liebesgott, der seine Pfeile in zwei Fremde schoss, die dann zu Liebenden wurden. Der römische Dichter Ovid schrieb vor über 2000 Jahren schon über die Kunst der Liebe ganze Bücher. Er betrachtete sie als Handwerk, das man erlernen muss.

»Liebe ist eine Art Kriegsdienst: Hinweg mit euch, ihr Faulen: Ängstliche Leute dürfen nicht unter dieser Standarte kämpfen.« Ein geistreicher Vergleich, denn durch die Liebe kann man sehr verletzt werden.

Verliebte riskierten im Dritten Reich alles, was sie hatten: ihr Leben. Zeitzeugen berichten über polnische Gastarbeiter, die für ihre Beziehung öffentlich gehängt wurden. Frauen wurden bespuckt, inhaftiert, verspottet und teilweise auch in Konzentrationslager abtransportiert. Menschen waren also schon früher bereit, für die Liebe sogar ihr Leben zu lassen. Anna Scharf, heute 93 Jahre alt, wurde am 14. April 1942 in Landshut für ihre Liebe zu einem französischen Kriegsgefangenen bestraft. Sie wurde öffentlich gedemütigt und dann inhaftiert. In ihrer Zelle kritzelte sie dann Folgendes an die Wand: »Ich sterbe für Frankreich. Ich gehe für Jacques in den Tod.«

Wir kennen sie, die Phasen des Verknalltseins, die massive Ausschüttung der Glückshormone und das Gefühl, auf Wolke sieben zu schweben. Was danach übrig bleibt, ist in vielen Fällen »der Alltag«, das Gefühl, vielleicht doch nicht die richtige Person für das Leben an seiner Seite zu haben. Aber wenn man Glück hat, ist da auch die

Liebe. Nur, was ist eigentlich die Liebe? Und wie erkennen wir die Liebe unseres Lebens?

Manche Wissenschaftler sagen, Liebe ist ein Gefühl, denn wir fühlen es. Wir spüren es. Andere Forscher sind der Meinung, Liebe sei die gesellschaftlich geprägte Interpretation eines Gefühls. Messbar ist in jedem Fall, dass sich verliebte Menschen synchronisieren. Ihre Herzen schlagen im gleichen Takt, und auch die Gehirnwellen synchronisieren sich in ihrer Frequenz, insbesondere beim Küssen und bei Berührungen. Bei Fremden war dieses Phänomen durch Berührungen nicht auslösbar.

Wir alle kennen diese Paare, bei denen der eine Partner im Grunde schon vorher weiß, was der andere sagen möchte. Gleiches gilt übrigens auch für beste Freunde! Die Liebe gleicht uns aneinander an beziehungsweise eher die Frau an den Mann, wie die Forscher vermuten. Unsere Gehirne scheinen also unterbewusst miteinander zu kommunizieren, eine Art siebten Sinn zu haben, und sie signalisieren uns Verbundenheit: Bei Live-Konzerten konnten Forscher feststellen, dass die Teilnehmer sich am meisten mit jenen Musikern verbunden fühlten, deren Hirnwellen am stärksten synchronisiert waren.

LEBENSLANGES GLÜCK

Der Altersforscher Dr. Karl Pillemer von der University of Cornwall hat ein sehr interessantes Forschungsprojekt zur Liebe durchgeführt und über 700 glücklich verheiratete bzw. zusammenlebende Paare (denn nicht alle Paare haben geheiratet) zum Thema Liebe und lebenslanges Glück befragt. Die Paare waren allesamt im Schnitt 43 Jahre lang glücklich verheiratet und entweder noch zusammen oder erst durch den Tod getrennt worden. Der Konsens zum Thema Liebe: Man kann sich nie 100-prozentig sicher sein, dass diese eine

Person die richtige ist. Es gibt keine »Check off«-Liste. Selbst wenn alle Eigenschaften passen, kann es sein, dass man sich wieder trennt. Alle Paare der Studie berichteten aber über ein intuitives Gefühl, dass die Person, die sie heirateten, die richtige Person war.

Delores Nelson, 74 Jahre glücklich verheiratet, beschreibt es wie folgt: »Ich erinnere mich noch an die Zeit, in der ich begann, mich mit Dave zu treffen. Ich schaute ihn an und fühlte etwas. Ich weiß nicht richtig, wie ich es beschreiben soll, aber wenn wir uns anschauten, war es da, dieses Gefühl. Wenn wir in einem Raum voller Menschen waren, war diese Verbindung zwischen uns da. Natürlich war Dave ein junger, gut aussehender Mann! Aber das war es nicht, es war etwas, das ich tief in mir spürte. Etwas, dass ich nicht bei den anderen Männern gefühlt habe, die ich getroffen habe. Diesem Gefühl muss man vertrauen. Dieses Gefühl erkennt man.«

Es ist also wichtig, auf seine Intuition zu hören, bevor man einer Person das Versprechen »Bis dass der Tod uns scheidet« gibt. Eine der Frauen der Studie, die heute knapp 80-jährige Kathy, war 20 Jahre mit dem falschen Mann verheiratet. »Ich war 19, als wir heirateten. Ich war mit meinem Freund damals zusammen, es war eine Art sozialer Druck dabei. Wir waren ein Paar, waren dabei, das College zu beenden, und es lief alles so weit gut. Es gab damals bei uns so ein Ritual, um alle an der Freude der Hochzeit teilhaben zu lassen. Die werdende Braut wurde in eine Badewanne getunkt. Alle Mädchen waren stolz, einen Mann gefunden zu haben. Es war eine Art öffentliche Bekanntgabe der Verlobung. Als ich in die Badewanne getunkt wurde, war neben der Freude auch ein Gefühl dabei … im Nachhinein eine Warnung. Ich hatte einfach dieses zweifelnde Gefühl im Bauch. Ich habe dieses Gefühl nicht wahrhaben wollen, jeder erwartete, dass wir heiraten. Wir hatten die Hochzeit bereits geplant. Ich wusste nicht, was ich mit diesem Gefühl tun sollte. Ich redete mir ein, dass alles klappen würde. Ich dachte, das wird schon!«

Die 700 Personen aus Pillemers Studie, die allesamt am Ende ihres Lebens stehen und darauf zurückblicken, beschreiben Liebe also als ein Gefühl, das niemand so recht beschreiben kann. »Aber, man erkennt es!«, so der Konsens aller. Und wenn es fehlt, erkennt man es auch.

Wir sollten uns nicht von sozialen Zwängen oder Ängsten beeinflussen lassen in der Entscheidung, mit wem wir das Wertvollste überhaupt teilen: unser Leben. Das Gefühl muss stimmen, aber den Kopf sollen wir auch einschalten, bevor wir uns für eine Person entscheiden. »Nicht gleich vom Fleck weg heiraten!«, so der Rat. Lasst euch Zeit, entscheidet, ob eure Wertvorstellungen für das Leben übereinstimmen, und stellt euch konkret die Frage, ob ihr mit dieser Person euer Leben verbringen wollt. Geht reisen, lernt euch in Extremsituationen kennen. Sprecht mit der Person, um sie kennenzulernen. Die Aussage »Hätte ich gewusst, dass … hätte ich ihn nicht geheiratet!« sollte nicht vorkommen, denn ihr könnt vieles wissen, wenn ihr fragt. Denkt niemals, dass ihr die Person ändern werdet! Ihr müsst sie so lieben, wie sie ist.

FREDDY & MARY, DIE ETWAS ANDERE LIEBESBEZIEHUNG

Für mich persönlich ist die Liebe zwischen Freddy Mercury, Frontsänger der Band Queen, und seiner Mary das beste Beispiel für die bedingungslose Liebe zwischen zwei Menschen. Eine Beziehung, die die beiden bis zu Freddys Tod verband und auch darüber hinaus. Denn man lebt immer zweimal, einmal im echten Leben und ein zweites Mal in der Erinnerung.

Freddy lernte Mary kennen, als er 24 Jahre alt war und sie Verkäuferin in einem Londoner Geschäft. Die beiden wurden ein Paar,

Freddys Band Queen verzeichnete erste Erfolge. Mary sagte nach einem seiner Auftritte: »In dieser Nacht habe ich gemerkt, dass ich ein Teil dieses neuen Lebens sein musste. Ich beobachtete, wie er aufblühte, also ging ich diesen Weg mit ihm.«

Freddy fragte Mary, ob sie seine Frau werden möchte.

Zu einer offiziellen Heirat kam es jedoch nicht. Freddy bemerkte, dass er sich zu Männern hingezogen fühlt – und gar nicht zu Frauen. Er offenbarte sich Mary gegenüber.

»Es war eine Erleichterung, es von ihm zu hören. Zu wissen, dass ich mit meiner Vermutung richtig lag.« Die beiden trennten sich, aber ihre Verbindung zueinander blieb. »Ich habe ihn unterstützt, schwul zu sein, denn das war ein Teil seiner Person. Es war schön, zu sehen, wie Freddy eins mit sich selbst war. Es war schöner als das, es war wunderbar.«

Freddy infizierte sich mit dem HI-Virus und starb an den Folgen. Es war sein Wunsch, dass Mary seine Asche verstreut und niemandem mitteilt, wo sie dies tut.

»Du wirst dich erinnern
Wenn dies vergessen ist
Und alles nur noch nebenbei ist
Wenn ich älter werde
Werde ich an deiner Seite sein, um dich zu erinnern
Wie ich dich noch immer liebe, ich liebe dich noch immer.«

Aus *Love of my life* von Queen

Warum fasziniert mich diese Liebesgeschichte so sehr? Weil wir zu oft unsere eigenen Lebenswünsche auf unsere Partner projizieren, unsere Ideen vom eigenen Leben dem Partner »aufdrücken« und versuchen, jemanden so zu formen, wie er uns passt. Das Beispiel der Liebe zwischen Freddy und Mary zeigt eines ganz klar: Mary hat nie versucht, Freddy zu formen, wie er ihr gepasst hätte. Sie ließ ihn los, und er blieb auf seine Art und Weise bei ihr. Er konnte sie nicht sexuell begehren, und er würde nicht der Vater ihrer Kinder werden, da er schlichtweg kein sexuelles Interesse für Frauen empfand. Aber er liebte diesen Menschen, seine Mary, mehr als jede andere Person – und sie verstand ihn. Sie blieb. Auf ihre Art. Eine unkonventionelle Liebesgeschichte, die in keine unserer gängigen Normvorstellungen passt.

»Wenn du etwas liebst, lass es frei.« So ein altes Sprichwort. Es lautet nicht »Wenn du jemanden liebst, halt ihn fest, presse ihn in die Form, die du dir für dein Leben vorgestellt hast und schau, dass ihr mit dem Konstrukt noch halbwegs glücklich werdet.«

VERSCHIEDENE WÖRTER FÜR LIEBE

Liebe ist also ein Gefühl, das man nur schwer beschreiben kann, eine Verbindung zwischen zwei Menschen, die nicht in Formen zu pressen ist. Im Deutschen haben wir nur zwei Wörter, um es zu beschreiben: »verliebt sein« und »Liebe«. Im Englischen gibt es nur »Love« – aber im alten Griechenland kannte man sieben Wörter für die Liebe. Wir haben also allein von unserem Sprachverständnis schon einen Mangel, uns überhaupt richtig auszudrücken. Die griechischen Wörter für Liebe sind:

1. EROS

Nach dem griechischen Fruchtbarkeitsgott Eros benannt, bezeichnet »Eros« das Verlangen und das körperliche Begehren. Eros ist die irrationale Form der Liebe, oft verbunden mit Kontrollverlust und einer Art Besessenheit.

2. PHILIA

Die freundschaftliche Liebe steht hier im Vordergrund. Die Philia bezeichnet die Liebe, die zwei Soldaten empfinden, die Seite an Seite gekämpft haben. Es geht bei dieser Art der Liebe um Loyalität, um das Teilen von gemeinsamen Emotionen und Erinnerungen.

3. STORGE

Kann zum Beispiel aus einer Freundschaft entstehen, basierend auf gemeinsamen Interessen und fester Bindung. Es bezeichnet auch die Liebe innerhalb einer Familie, die in schweren Zeiten zusammenhält.

4. LUDUS

Eine spielerische Liebe, bezeichnet vor allem das Erleben von gemeinsamen Aktivitäten auch in lockerer, ungezwungener Zweisamkeit. In unserer heutigen Zeit würden wir diese Empfindung vielleicht eher nicht als Liebe bezeichnen, da sie nicht zur Festlegung zwingt.

5. AGAPE

Die selbstlose, bedingungslose Liebe. Man ist gewillt, alle Schwierigkeit in Kauf zu nehmen, die die Beziehung zum Partner mit sich bringt.

6. PRAGMA

Die sehr reife, tiefe Verbindung zwischen zwei Menschen, die durch jahrelange Kompromisse, aber auch durch Toleranz und Akzeptanz des Partners gebildet wird. Sie gibt eine sehr tiefe Sicherheit und ist geprägt durch gegenseitige Unterstützung und Respekt gegenüber dem anderen.

7. PHILAUTIA

Die Selbstliebe kann auch in Form einer negativen, narzisstischen Selbstliebe daherkommen: Das eigene Wohl und Vergnügen stellt man über die des Partners.

Wenn man diesen Wortschatz nun kennt, erkennt man auch Formen der Liebe wieder, die man selbst schon erlebt hat. Und es ist klar, dass nicht jeder »Eros«, eine stürmische, körperliche Begierde, in eine »Pragma« (bedingungslose Liebe) übergeht, sondern, dass es eben zwei verschiedene Paar Schuhe sind. Es kann so sein, muss aber nicht. Daher: Augen auf beim Eierkauf!

Gerade wir Frauen lassen uns zu oft von den Wünschen und Vorstellungen, sei es einer Hochzeit in Weiß, oder durch unsere biologische Uhr in die Irre führen. Noch dazu wollen unsere Hormone, vor allem das Oxytocin, uns an den Mann binden, mit dem wir intim sind und Zärtlichkeiten austauschen.

Versucht, auf eure Intuition zu vertrauen. Liebt ihr den Menschen neben euch wirklich, ohne dass ihr irgendwas an ihm verändern wollt? Liebt ihr sein Lachen und seine Aura so sehr, dass ihr mit ihm durch alle schweren Schicksalsschläge gehen wollt, die das Leben für euch bereithält? Seid ihr mit dieser Person eine bessere Version von euch selbst, lässt sie euch noch stärker aufblühen? Gibt euch euer Partner in schweren Zeiten Trost? Und: Kennt ihr diese Person überhaupt gut genug, um alle Fragen beantworten zu können?

SUCHE TRAUMMANN – ODER GIBT'S DEN GAR NICHT?

Ich habe für einige Monate auf der Insel Sri Lanka gelebt und dort im Krankenhaus einen Teil meines praktischen Jahrs absolviert. Das ist der letzte Teil des Medizinstudiums, der nach fünf Jahren Theorie unsere praktischen Fähigkeiten optimiert. Neben Schlangenbissen und Dengue-Fieber habe ich auch etwas über arrangierte Ehen lernen können. Ich lebte in dem kleinen Ort Galle im Südwesten der Insel. Das Galle Fort ist ein sehr europäischer Fleck inmitten der bunten singhalesischen Kultur. Es ist viel ruhiger in den Straßen und kleinen Gassen, überall gibt es kleine niedliche Cafés mit selbst gemachtem Banana Cake, Schmuckgeschäfte, Künstlerateliers, alles wird umringt von einer großen Festung, die 1663 von den Niederländern errichtet wurde.

Mein Freundeskreis dort bestand aus Europäern, Amerikanern und Sri Lankern. Aziz, Sohn einer reichen Familie aus der Hauptstadt Colombo, befand sich gerade im Verkupplungsprozess seiner Familie. Er war 28 Jahre alt, ein moderner, aufgeschlossener Mann und Besitzer mehrerer schicker Cafés im Ort. Er machte jedoch, sehr zum Unglück seiner Familie, keinerlei Anstalten, sich eine Ehefrau zu suchen. Der attraktive Mann hatte zwar kein Problem damit, Frauen kennenzulernen, aber »Heiratsmaterial« war bisher aus seiner Sicht einfach nicht dabei gewesen.

PARTNERWAHL

In regelmäßigen Abständen bekam Aziz nun Bilder von jungen Frauen präsentiert, die aus Sicht seiner Familie zu ihm passen könnten. Allesamt bildschöne Frauen. Eine Ärztin aus der Hauptstadt, eine Tochter des größten Diamantengroßhändlers Sri Lankas und eine Jurastudentin, die aktuell in den USA lebte. Mit der Frau, die ihm optisch am besten gefiel, begann er über WhatsApp zu schreiben. Schied sie nicht an diesem Punkt schon direkt aus dem Rennen aus, wurde ein Treffen organisiert. Der Prozess zog sich über ein halbes Jahr hin, bis er diejenige ausgewählt hatte, bei der ihm das Gesamtpaket am besten passte. Natürlich war von Anfang an klar, dass das junge Paar bald heiraten würde.

Warum erzähle ich diese Geschichte? Uns Deutschen läuten beim Wort »arrangierte Ehe« alle Alarmglocken im Kopf. »Grausam«, so der erste Gedanke. Man denkt an Zwangsehen und unglückliche Frauen, die mit dicken alten Männern verkuppelt werden. In der Realität übernimmt die Familie von Aziz aber im Grunde nur die gleiche Aufgabe, die bei uns Dating-Plattformen wie Elitepartner oder Parship übernehmen. Personen, die nach einem Partner suchen, werden »gematcht«. In Sri Lanka sortiert eben die Familie vor, bei uns macht das ein unbekannter Algorithmus im Internet – und ob es passt, entscheiden wir dann selbst.

Natürlich verlaufen arrangierte Ehen nicht immer glücklich, aber sie sind keineswegs mit Zwangsehen gleichzusetzen, bei denen die Familie keine Vorschläge macht, sondern direkt die Auswahl trifft. Trotzdem fand ich dieses Vorgehen interessant. Für mich irgendwie trotzdem noch undenkbar, aber ein paar Fragen kamen mir durch diese arrangierte Ehe in den Sinn.

Wonach suchen wir unsere Partner überhaupt aus? Wonach suche ich meinen nächsten Partner aus? Die Antwort aus der Wissenschaft: Man kann es nicht sagen. Psychologen haben zwar herausgefunden, dass wir häufiger Menschen aus demselben ethnischen und sozioökonomischen Hintergrund lieben, vor allem mit ungefähr dem gleichen Level an Attraktivität, Einkommen und

Intelligenz, das wir selbst haben. Menschen, die dieselben religiösen, politischen und sozialen Werte teilen wie wir und einen ähnlichen Humor haben. Wir verlieben uns auch häufiger, wenn die richtige Zeit dafür gekommen ist. Aber in einem Raum mit 300 Männern, die alle aufgrund dieser Theorie, also gleiche Religion, ähnlich attraktiv, gleiche religiöse Einstellung, zu uns passen würden, verlieben wir uns nur in einen oder sehr wenige. Warum? Was unterscheidet diese Männer von den anderen im Raum?

DER GERUCH

Der Geruch spielt eine Rolle. Der Forscher Claus Wedekind und seine Kollegen haben ein Experiment mit getragenen T-Shirts durchgeführt, das vielen Frauen bekannt vorkommen wird. Den Testdamen wurden zwei Tage getragene Shirts der Männer zum »schnüffeln« gegeben. Die Frauen bewerteten jeweils die T-Shirts als am besten riechend, die von den Männern getragen wurden, deren Immunsystem am unterschiedlichsten zu dem der Frau war.

Die Forscher haben sich die Gene der Teilnehmer angeschaut, die unser Immunsystem kodieren. Diese werden beim Menschen HLA-Gene (Human Leukocyte Antigene) genannt, da sie nur auf den weißen Blutkörperchen, den Leukozyten, und nicht auf den roten, den Erythrozyten, vorkommen. Diese HLA-Gene werden auch bei Organtransplantationen getestet und sollten in diesem Fall möglichst ähnlich sein, damit das Organ nicht abgestoßen wird (das erklärt, wieso nahe Verwandte als Spender einer Niere am häufigsten infrage kommen).

Es gibt also keinen universellen »Geruch«, der alle Frauen auf die Männer fliegen lässt und umgekehrt. Es kommt vielmehr auf das spezielle Match zwischen zwei Individuen an. So wie in meiner Familie: Meine Oma hat ihren Mann Paul geheiratet. Und Opa Pauls

Schwester wiederum den Bruder meiner Oma – zwei Geschwisterpärchen haben sich gefunden.

Frauen, die die Pille nehmen, tendierten in der Studie eher dazu, Männer mit sehr ähnlichen HLA-Genvariationen auszuwählen. Setzten die Frauen die Pille ab, wurde ihr Verlangen nach Männern mit einem stark unterschiedlichen HLA-Genkomplex aber wieder stärker. Daher entstammt die allgemeine Empfehlung, seinen späteren Ehemann am besten dann kennenzulernen, wenn man nicht die Pille nimmt.

CHARAKTER & PERSÖNLICHKEIT

Mit oder ohne Pille – auf den Charakter kommt es schon auch noch an. »Die Menschen«, sagt der Psychologe Hugo Schmale, »sind tief verunsichert, was die Liebe angeht. Heute mehr denn je. Es fehlen ihnen klare Kriterien, was Liebe ist und was das für das Zusammenleben bedeutet.«

Der Psychologieprofessor beschäftigt sich seit Jahrzehnten mit der Frage, wer zu wem passt. Im Jahr 2000 hat er den Onlinedienst Parship mitgegründet und den Fragebogen entwickelt, der dem Vermittlungsdienst zugrunde liegt. Er besteht aus rund 80 Fragen und gibt Aufschluss über 28 grundlegende Eigenschaften wie zum Beispiel wie viel Nähe und wie viel Distanz man braucht. Passen ähnliche Charakter gut zusammen oder sind es doch eher die Gegensätze?

Bei der Vorliebe zu Nähe und Distanz sei eine ähnliche Neigung gut und bei der Dominanz eine etwas Unterschiedlichere, sonst gibt es dauerhaft sinnlose Machtkämpfe. Das leuchtet mir als Nicht-Psychologin sehr gut ein, immerhin macht es wenig Sinn, wenn ein Partner dauerhaft Zeit mit dem anderen verbringen will, und dem anderen reichen schon wenige Stunden am Tag. Automatisch entsteht dieses freiheitsraubende Gefühl. »Er klebt an mir« oder »Er klammert« sind Aussagen, die für unterschiedliche Vorlieben in puncto Nähe stehen.

Die Persönlichkeiten müssen also harmonieren … nur, welche Persönlichkeit haben wir selbst? Und wie unterscheidet sich diese von jenen anderer Menschen?

Unsere Persönlichkeit ist ungefähr zu 50 Prozent durch unsere Gene festgelegt. Die »Big Five« der genetisch festgelegten Eigenschaften sind Extraversion, Neurotizismus, also emotionale Labilität, Verträglichkeit, Gewissenhaftigkeit und Offenheit für neue Erfahrungen. Unser Temperament beinhaltet unsere Kreativität, Neugier, unseren Forschergeist, wie vorsichtig wir sind und viele weitere Aspekte, vielfach auch Dinge, die in unseren Genen geschrieben stehen, aber auch immer durch den Einfluss unserer Umwelt mitbestimmt werden.

Aber wir sind selbstverständlich mehr als nur Biologie. Unser Charakter ist geprägt durch unsere Kindheitserfahrungen, die Werte und Interessen unserer Eltern, wie die Menschen um uns herum ihre Gefühle ausleben, wie sie mit Konflikten umgehen, wann gelacht wird, wie mit Gewalt umgegangen wird. All das, was uns im Leben so widerfährt, macht uns in Kombination mit unserem Temperament zu einer einzigartigen Persönlichkeit.

»Wir sind alle mit der falschen Person verheiratet«, sagt der Philosoph Alain de Botton, der einen Roman mit dem Titel *Der Lauf der Liebe* veröffentlicht hat. Die Liebe macht die falsche Person zur richtigen. Und der Psychologe John Gottman bringt es auf den Punkt: Es liegt an uns selbst, ob wir glücklich werden. Er forscht seit 1986 in seinem »Liebeslabor« an der Universität in Washington und kann zu 94 Prozent voraussagen, ob ein Paar zusammenbleiben wird oder nicht. Bei den Paaren, die sich scheiden lassen, liegen laut seiner Forschung zu 70 Prozent dauerhafte, fortwährende Probleme vor, die durch die unterschiedlichen Persönlichkeiten verursacht werden.

In seinem ersten Forschungsprojekt lud Gottman frisch verheiratete Paare ein, verkabelte sie mit Elektroden und maß körperliche Signale wie Schweiß, Puls und Blutfluss, während er sie zu ihrer Beziehung befragte. Nach sechs Jahren rief er die Paare an und fragte, ob sie noch zusammen waren. Er wertete alle Daten aus und teilte seine Versuchspaare in zwei Gruppen ein: die »Masters« und die »Disasters«. Die Masters waren noch glücklich zusammen, während die Disasters sich entweder getrennt hatten oder in einer unglücklichen Beziehung lebten.

Gottman stellte fest, dass das Nervensystem der Disasters in den Messungen zu Beginn besonders aktiv war. Es floss mehr Blut, der Puls war höher und die Disasters hatten mehr geschwitzt. Medizinisch betrachtet, bedeuten diese Signale Anspannung, der Sympathikus (das sogenannte sympathische Nervensystem) der Paare war sehr angespannt. Ihre Körper befanden sich im »Fight or Flight«-Modus. Die Masters dagegen waren physisch sehr entspannt. Gottman wollte mehr erfahren, vor allem, warum die Masters so entspannt waren im Gegensatz zu ihren gescheiterten Mitstreitern.

Er richtete sein Labor daraufhin wie ein kleines Bed & Breakfast Hotel ein, lud erneut 130 frisch verheiratete Paare ein, die dort einen Tag und eine Nacht verbringen sollten, während er sie beobachtete. Sie taten dort Dinge, die sie im Urlaub tun: herumsitzen, reden, kochen, putzen, kuscheln. Es gelang Gottman, den entscheidenden Unterschied herauszufinden. Paare, die nach sechs Jahren noch zusammen waren, hatten eine Zuwendungsrate von über 80 Prozent. Sie gingen aufeinander ein, zeigten Interesse an dem, was der Partner sagt, und unterstützten sich gegenseitig. Die Zuwendungsrate der Disasters lag bei nur 33 Prozent.

Ein praktisches Beispiel, das die Zuwendungsrate genau beschreibt, ist folgendes: Ein Paar beschließt, den Fernseher einzuschalten, um gemeinsam etwas anzuschauen. Beim Durchzappen läuft auf einem Kanal die Zusammenfassung der Fußballergebnisse. Er schaut kurz den Bericht, bevor er weiterschaltet und sagt: »Oh, schau mal, die Bayern haben schon wieder verloren.« Sie kann sich ihm zuwenden, sein offensichtliches Interesse – denn er hat ja über das gesprochen, was ihn gerade bewegt – respektieren und beispielsweise antworten: »Ah, ich wusste ja gar nicht, dass die Bayern zurzeit oft verlieren.«

Eine »Abwendung« wäre signalisiert durch Ausrufe wie »Fußball interessiert mich doch eh nicht.« oder, gleich mit einem Vorwurf verknüpft, »Du immer und dein Fußball, total langweilig.«.

Bei der Zuwendung geht es natürlich nicht um eine dauerhafte Zustimmung all dessen, was der Partner macht. In diesem Beispiel muss sie Fußball weder gut finden noch sich den gesamten Abend eine Fußballsendung anschauen. Da es sein Interesse ist, kann sie dies aber so wahrnehmen und zeigen. Oder sie wendet sich eben ab und zeigt ihr Desinteresse.

Mal andersrum gedacht: Eine Frau, nennen wir sie Janet, hat ein Kleidungsstück gekauft, einen Strickpulli. Sie möchte ihn ihrem Freund präsentieren, den Strickpullis eigentlich nicht besonders interessieren. Er könnte sowohl antworten »Ich esse gerade.« oder aber »Steht dir gut, ich habe zwar keine Ahnung von Mode, aber der gefällt mir.«. Das Gleiche gilt bei Ideen für die Deko des weihnachtlich geschmückten Esstischs oder bei Frisurproblemen – das interessiert die meisten Männer recht wenig.

Masters schaffen sich gegenseitig eine Atmosphäre der Ruhe und des gegenseitigen Verständnisses. »Masters haben ein anderes Setting: Sie scannen ihre Umwelt nach Dingen ab, die sie wertschätzen und für die sie Danke sagen können. Disasters durchsuchen die

Umwelt nach Fehlern ihres Partners«, erklärt Gottman in einem Interview.

Es liegt also an der Sicht der Dinge, denn niemand hat nur Fehler, es gilt, sich auf das Positive zu konzentrieren, um das gemeinsame Glück zu finden.

Das sind die drei wichtigsten Empfehlungen von Dr. Gottman:

1. Behandle deinen Partner wie einen guten Freund: Zeige Interesse an dem, was er tut.

2. Gehe mit Konflikten sanftmütig und positiv um.

3. Repariere, was aus negativen Konflikten übrig bleibt. Übernimm Verantwortung für deine Fehler und verzeihe die Fehler des anderen.

WIR HABEN SCHLUSS! TRENNUNGSSCHMERZ, TRAUER UND WIE MAN DARÜBER HINWEGKOMMT

Da sitzt frau heulend bei der Freundin auf dem Sofa. Die hört sich die Geschichte zum tausendsten Mal in der gleichen Version an: »Ich verstehe nicht, wieso. Es war doch eigentlich alles perfekt. Warum will er nicht mehr mit mir zusammen sein?«

Eine Trennung ist nie leicht: nicht für uns und auch nicht für die Leute um uns herum.

Der emotionale Schmerz ist unerträglich, wir fühlen uns zerbrochen und alleine. All unsere Gedanken kreisen um die Person, die unser Herz gebrochen hat. Wir erzählen immer wieder die gleichen Geschichten und stellen uns die gleichen Fragen. Wir wollen, dass der Schmerz schnell nachlässt, dass es uns wieder besser geht. Aber wie?

Der Schlüssel liegt im Verstand. Liebeskummer löst in unserem Gehirn die gleichen Prozesse aus wie Entzugserscheinungen bei Süchtigen. Bei Menschen, die gerade von ihrem Partner verlassen wurden und stark unter Liebeskummer litten, wurde die Hirnaktivität untersucht. Die Verlassenen mussten ständig an ihren verlorenen Partner denken und sagten, dass sie ihn noch lieben würden. Alle Probanden hofften, ihr Partner würde wieder zu ihnen zurückkommen.

Unser Gehirn möchte uns also lieber erklären, dass es Hoffnung gibt, statt uns die Realität der Trennung vor Augen zu halten. Das Dopamin-Belohnungssystem, das unsere Motivation und unseren Antrieb steuert und uns stark fokussieren lässt, leuchtete bei allen verlassenen Versuchsteilnehmern im Hirnscan auf.

Diese Hirnareale sind auch bei frisch Verliebten aktiv, aber sie werden leider durch Verlust noch stärker stimuliert. Und das Dopamin sorgt dafür, dass wir uns auf eine Sache, in diesem Fall unseren Ex-Partner, besonders fokussieren können. Deshalb reden wir dauerhaft über diese eine Person und können an nichts anderes denken. Wir fühlen uns hilflos, können nicht wirklich steuern, was gerade mit uns selbst passiert.

Zudem werden massiv Stresshormone ausgeschüttet, wir schlafen schlecht und haben entweder keinen Appetit oder essen ständig und andauernd – unser Körper schaltet auf Stressbewältigungsmodus. Wir verkriechen uns in unserer Enttäuschung und in unserem Leid. Und unser Hirn? Es zeigt uns Bilder glücklicher Tage, einer glücklicheren Version von uns selbst in der Beziehung – die jetzt vorbei ist.

Unser Gehirn macht alles nur noch schlimmer. Wir sehen nur noch das Positive, die tollen Eigenschaften, die schönen Momente. Was hilft, sind aber die schlechten Momente. Sich aufzuschreiben, welche schlechten Eigenschaften der Partner hatte, wie unglücklich man an manchen Tagen war.

Und es hilft, die Realität anzunehmen. Die Trennung ist real und hatte einen Grund. Der Grund kann unbegreiflich sein, zum Beispiel, dass die Gefühle beim Partner nachgelassen haben. Einen solchen Grund kann unsere Psyche nicht akzeptieren und sucht nach konkreteren, greifbaren Auslösern. Hätten wir mehr Zeit zusammen verbringen sollen? Hätte ich mich weniger egoistisch verhalten sollen? Hat er eine Neue kennengelernt? Was hat ihm gefehlt?

Egal! Es ist egal, es gibt keinen konkreten Grund. Unser Gehirn möchte aber verstehen und lernen. Deshalb sucht es immer weiter nach Gründen, die uns nicht weiterhelfen, sondern uns vollkommen auf die Trennung fokussieren. Unser Hirn möchte aus Schmerz lernen, wie wenn man als Kind an die heiße Herdplatte greift. Der

Schmerz lehrt uns, sie nicht noch einmal anzufassen. Aber in der Liebe gibt es keine Lehre. Manchmal passt es nicht, Gefühle verschwinden, und unser Gehirn sucht monatelang einen Grund.

Der Schmerz, den wir bei einer Trennung empfinden, ist real. In unserem Gehirn sind die gleichen Areale aktiv, die auch bei körperlichen Schmerzen aktiv sind, etwa wenn man sich in den Finger schneidet. Eine Trennung bedeutet für uns fast immer den Abschied eines einst geliebten Menschen, denn er wird schlichtweg kein Teil unseres Lebens mehr sein. Grundsätzlich bricht uns ein Teil unseres Lebens, einer der intimsten Menschen, der unser tägliches Leben geprägt hat, weg. Und mit ihm oft seine ganze Familie.

Was manchmal nach Teenagerkummer klingt, kann daher ein ernst zu nehmendes Trauma für unsere Psyche sein. Gerade am Anfang ist der Liebeskummer besonders schlimm. Man kann ihn in vier Phasen einteilen.

Die erste Phase beginnt mit der eigentlichen Trennung. Wir verleugnen, was geschehen ist, und wollen nicht wahrhaben, dass unser Partner uns verlassen hat. Wir versuchen, um unsere Beziehung zu kämpfen.

In der zweiten Phase entwickeln wir Hass und sogar Rachefantasien. Der ehemals geliebte Partner wird zum Arschloch, wir fokussieren uns auf alle seine schlechten Seiten. Danach kommt die Phase der Selbstreflexion, in der die Beziehung und die eigene Rolle darin verarbeitet werden. Die starken Hass- und Liebesgefühle flachen ab, wir kehren langsam zu einer emotional stabileren Lage zurück. Am Ende des Ganzen stehen die Neuorientierung und der Neuanfang.

Alles Neuartige, neue Hobbys, neue Leute kennenlernen oder Verreisen, führt in unserem Hirn immer zu einer Erhöhung des Dopaminspiegels und hilft uns deshalb, den Fokus weg von dieser einen Person und wieder auf andere Dinge zu legen. Ablenkung hilft

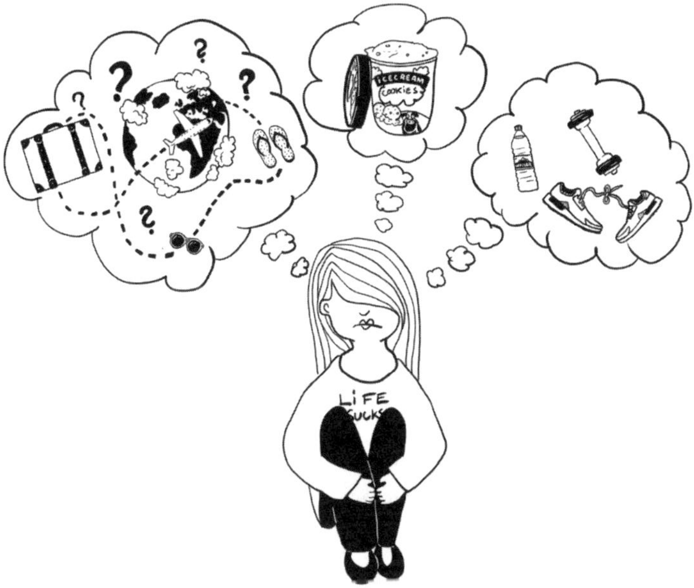

Liebeskummer – Ablenkung hilft!

also wissenschaftlich. Sich einem Bereich zu widmen, der einen im Leben weiterbringt und einem ein gutes Gefühl gibt.

Wer schon immer Yogalehrer werden wollte, der sollte überlegen, ob jetzt die Zeit gekommen ist, um für vier Wochen die Ausbildung auf Bali zu machen. Oder die Sprachreise nach Italien. Es geht dabei nicht um eine Flucht, sondern darum, an etwas Wichtigem im Leben zu arbeiten. Sich weiterzuentwickeln und positive Energie aus der Trennung zu schöpfen.

Natürlich verflüchtigt sich der Herzschmerz nicht innerhalb kürzester Zeit, aber es gibt eine sinnvolle Vision und ein Ziel für die Zukunft im Leben – auch ohne den Ex. Schon eine Stunde ins Fitnessstudio, in der Sauna oder bei der Massage ist ein erster Schritt. Hauptsache, man fühlt sich gut danach!

Mit dem Ex dagegen geht man besser auf kalten Entzug: nicht zu lange und immer wieder über die Trennung und die geliebte Person sprechen! Denn das traumatisiert unser Hirn immer wieder neu. Allein der Name der Person kann wieder eine Dopaminflut in uns auslösen. Das bedeutet nicht, dass man über seine Probleme und die Trauer schweigen soll, es geht vielmehr darum, das Gedankenkreisen aufzulösen. Facebook, Instagram und sinnloses Stalken sollte man lassen – auch wenn es schwerfällt.

Außerdem kann man sein Serotonin, das Glückshormon, in die Höhe treiben: Sport, Sonne, Schokolade … alles, was uns eben glücklich macht. Denn die Serotoninwerte befinden sich bei frisch getrennten Menschen im Keller. Die Kombination aus niedrigen Serotonin- und hohen Dopaminwerten kann man übrigens auch bei Zwangsstörungen finden. Die Empfehlung der Psychiater, wenn Gedanken immer wieder um das Gleiche kreisen: »Lenken Sie Ihre Gedanken um, indem Sie zwanghaft immer wieder positive Dinge wiederholen.«

DIE MÄNNER – AKTENZEICHEN XY UNGELÖST

DAS BACHELORETTE-SYNDROM

Bei einer Flasche Rotwein und einem selbst gekochten Gemüsecurry sitzen wir auf den Plastikstühlen vor dem Haus und brechen immer wieder in schallendes Gelächter aus. Es ist früh am Abend, die Hitze des Tages wird gerade von dem kühlen Wind abgelöst, der über die wüstenartige Landschaft fegt. Ich bin für eine Woche zu Besuch bei meinen Freundinnen Vicky und Helen auf Lanzarote. Wir kennen uns seit vielen Jahren, und ich habe sie schon oft besucht, mal länger, mal kürzer. Manchmal für mehrere Monate.

Auf der Insel ist normalerweise nicht viel los, aber Vicky ist eine Freundin, mit der immer viel passiert. Wir fahren in den Baumarkt, Pizza essen oder gehen mit dem Hund spazieren – es ist immer lustig.

Unser heutiges Thema ist mir fast ein wenig peinlich, aber ich erzähle es trotzdem – weil es im Nachhinein wirklich lustig ist. Ich habe bei den beiden drei Monate lang gewohnt, und das in meiner »Ich werde nie wieder einen Mann finden, der zu mir passt«-Phase. Meine Trennung war also überstanden, mit Ausnahme von ein paar kurzen Momenten geistiger Abwesenheit trauerte ich meiner Beziehung auch definitiv nicht hinterher. Es war eine schöne Zeit, aber er war nicht der Mann meines Lebens. Und da war ich mir absolut sicher. Was mich störte, war die Zahl 30 und die gefühlt geringe bleibende Zeit, um eine Familie zu gründen. Und davor den richtigen Mann fürs Leben zu finden.

Ich saß daher also ernsthaft an meinem Schreibtisch und machte mir einen Masterplan. Zuerst überlegte ich mir, wie viel Zeit mir blieb. Ich war damals der festen Überzeugung, maximal noch fünf Jahre Zeit zu haben, um den Mann meines Lebens zu finden und eine Familie mit zwei Kindern zu gründen. Denn Frauen über 35 – das hatte ich irgendwo im Internet nachgelesen – haben es extrem schwer, überhaupt schwanger zu werden. Künstliche Befruchtung, die Angst, dass es nicht klappt … Nein, danke, das wollte ich nicht. Also musste ich Gas geben! Ich hatte also noch etwa ein Jahr, um den Mann meines Lebens zu finden und eine Familie zu gründen.

Rechnung »Wie viel Zeit bleibt mir noch mit der Famliengründung?«	in Jahren
35 Jahre Altersgrenze,	35
minus 18 Monate Schwangerschaft für 2 Kinder,	1,5
minus dazwischen ca. 12 Monate Pause,	1
minus ein halbes Jahr, um schwanger zu werden (= 1 Jahr gesamt für 2 Kinder).	1
Ergebnis: das Alter, in dem ich mit der Familienplanung spätestens beginnen sollte	**31,5**

Wie soll das bitte funktionieren?, dachte ich mir. Eine lange Kennenlernzeit plante ich nicht ein, denn ich war der Meinung »Wenn der Richtige kommt, werde ich es schon merken!«, aber mir war trotzdem unangenehm bewusst, dass ein Jahr eine sehr kurze Zeit war, um den Mann fürs Leben zu finden. Vor allem da ich 30 Jahre lang nicht den Richtigen gefunden hatte. Aber jetzt einfach die Flinte ins Korn zu werfen war überhaupt nicht meine Art, ich wollte es zumindest versuchen. Dann würde ich mir auch nichts vorwerfen können! Mein Plan war also, nicht einfach zu warten, ob per Zufall der Richtige in mein Leben kommt, aktive Mithilfe musste her. »Waiting or creating« oder: Wer suchet, der findet. Immerhin kann auch nur jemand, der Lotto spielt, gewinnen.

Ich machte mir also eine Liste der Eigenschaften, die mein Traummann auf jeden Fall haben sollte, denn immerhin muss man ja wissen, was man eigentlich sucht, bevor man es sucht. Zur Not würde ich die Zeit ja auch besser nutzen, indem ich mehrere passende Männer gleichzeitig traf und sie auf Herz und Nieren prüfte.

Meine Traummann-Liste:

- ✔ Er muss eine Anziehung auf mich ausüben.
- ✔ Attraktives, gepflegtes Aussehen
- ✔ Ich muss mich mit ihm gut unterhalten können.
- ✔ Er sollte mich nicht langweilen.
- ✔ Schlau!
- ✔ Sportlich
- ✔ Er sollte meinen Hang zum Surfen und Reisen verstehen, am besten wäre er daher Surfer.
- ✔ Aber nicht so ein arbeitsloser, surfender Kiffertyp
- ✔ Da ich meine Zukunft nicht in Deutschland plane, besser ein Spanier, Portugiese oder Weltenbummler (oder Surfer, da ist Reisen automatisch vorprogrammiert).

Mit dieser detaillierten Liste im Kopf zog ich für drei Monate bei Vicky und Helen auf Lanzarote ein und die Dinge nahmen ihren Lauf. Ich traf auf dieser kleinen Urlaubsinsel tatsächlich viele passende Männer. Sicher lag das auch daran, dass viele Spanier und Surfer dort sind, die somit einige meiner Punkte auf der Traummann-Liste direkt erfüllen.

Viele flogen nach den ersten drei Sätzen wieder direkt aus der engeren Auswahl. Vicky und Helen mussten mindestens fünf Männer kennenlernen, weil ich mir eine zweite Meinung einholen wollte. Also kochten wir zu viert und ich hatte überhaupt nicht das

Gefühl, dass mein Vorhaben und ein Viererdate ein wenig absurd sein könnten.

Am Ende kristallisierten sich zwei Favoriten heraus. Mit einem spanischen Surfer und Ingenieur, der jetzt beim Militär auf Lanzarote arbeitet, traf ich mich immer öfter zum Surfen, danach gingen wir noch etwas essen oder er reparierte mein kaputtes Auto. Auf ihn passten alle Kriterien, und ich versuchte wirklich ernsthaft, mich in ihn zu verlieben. Er lud mich immer wieder zu Tagesausflügen ein, zum Tauchen, zu Reisen übers Wochenende. Aber es hat einfach nicht klappen wollen von meiner Seite. Gefühlsstatus: negativ. Alles, was übers Surfen und Essen hinausging, sagte ich ab. Ich mochte ihn sehr gerne, und rein theoretisch, quasi auf dem Papier, hätte alles wunderbar gepasst. Aber so funktioniert das einfach nicht mit der Liebe.

In diesen Monaten entstanden durch meinen Bachelorette-Plan die absurdesten Situationen – und nicht nur Helen und Vicky kamen teilweise durcheinander mit Namen, Berufen, und manchmal gab es sehr peinliche Fragen. Nur wir Mädels wussten in diesen Momenten natürlich, dass gerade eine Verwechslung vorlag, und unterdrückten den sich anbahnenden Lachkrampf. Ich finde diesen Masterplan zwar nach wie vor irgendwie logisch, aber ich kann sowas definitiv nicht empfehlen. Im Gegenteil – ich bin froh, dass meine Freundinnen mich in der Zeit nicht rausgeschmissen haben.

Nachdem ich eines Tages eine Standpauke meiner Freundinnen über die Schwachsinnigkeit meines Männerspeeddating-Verfahrens bekommen habe, schmiss ich alles hin. Ich wollte mich auf mich konzentrieren, plante eine Yoga-Ausbildung, ging auf Konzerte und beschäftigte mich wieder mit den Problemen meiner Freunde statt nur mit meinen eigenen. Und dann passierte es: Aus dem Nichts kam jemand in mein Leben. Mein Freund Nico, der mich ab dem ersten Tag unendlich glücklich gemacht hat. Der meine Welt verändert hat und mich meinem Glück ein Stückchen nähergebracht hat. Plötzlich konnte ich mir nicht nur vorstellen, in Deutschland zu leben, sondern sogar auf dem Land zu wohnen. Wenn ich zum Surfen für nur eine einzige Woche nach Lanzarote geflogen bin, habe ich plötzlich jemanden vermisst: meinen Nico!

50 SHADES OF DATING

Irgendwie muss man sie ja kennenlernen, die Männer. Nach vielen Beziehungsjahren ist das Dating ein Fremdwort, und außerdem stehen immer nur die Männer auf einen, die man nicht will. Und die, die man will, zeigen kein Interesse. Was zunächst sowas wie ein ungeschriebenes Gesetz der Natur zu sein scheint, ist mitunter dadurch beeinflusst, dass die Nervosität unsere Persönlichkeit verändert. Die spontane, lockere und charismatische Seite schaltet sich ab und es bleibt eine leicht verkrampfte und langweiligere Version von uns selbst übrig.

Als Single wird man ungewollt mit dem Gedanken an Dates konfrontiert.

»Dating, das Sichverabreden« – so erklärt uns der Duden, was Dating ist. Ein zufälliges Treffen in der Bar oder ein Flirt sind also kein Date. Als ich das letzte Mal Single war, gab es kein Tinder, ich war nie auf einem Date. Wie geht das also, mit den Dates?

Ich habe ein wenig recherchiert, was man beachten sollte und was nicht. Zum einen ist nicht klar, mit welcher Absicht man sich zum Date verabredet. Die einen sind einfach gelangweilt von ihrem Singledasein, die anderen suchen einen Partner, wieder andere nur Sex. Viele suchen Bestätigung. Grundsätzlich gilt, dass Männer das sexuelle Interesse der Frauen überschätzen! Männer werten daher Berührungen und Flirts häufiger als sexuelles Interesse. Frauen wiederum überschätzen das Bindungsinteresse der Männer.

Ein paar interessante Fakten zur männlichen Psyche:

Augenkontakt suchen und halten. Ein Blick sagt mehr als tausend Worte. Besonders bei Männern. In einer Studie mit 500 Probanden wurde gezeigt, dass Männer eher bei der Augenpartie ihres Gegenübers hängen bleiben. Frauen dagegen scannen das Gesicht als Ganzes, ihre Blicke schweifen mehr hin und her.

Glücklich sein. Laut einer Studie mit 1000 Menschen finden Männer glücklich aussehende Frauen im Schnitt deutlich attraktiver.

Spannung aufbauen. Im besten Fall auf eine spielerische und fast schon natürliche Art. Männer stehen besonders auf Augenkontakt und ein Lächeln. Und: Ein Flirt lebt vom Aufbau sexueller Spannung!

Das sogenannte Brückenexperiment zweier US-Psychologen zeigt, wie wichtig es ist, bei Männern Spannung aufzubauen. Bei dem Brückenexperiment sollten männliche Probanden einen Fragebogen ausfüllen. Bei der einen Gruppe teilte eine schöne Frau die Fragebögen auf einer wackeligen Hängebrücke aus. Für Rückfragen schrieb sie ihre Telefonnummer auf einen Zettel und gab sie den Teilnehmern mit.

Bei der anderen Gruppe stellte sich die schöne Frau ans Ende der Brücke, auf festen Boden. Von den Männern aus der ersten Gruppe riefen 50 Prozent bei der Frau an, aus der zweiten Gruppe nur zwölf Prozent. Die Schlussfolgerung aus diesem Experiment: Die durch die Hängebrücke hervorgerufene Spannung, wackelige Knie und ein schnell schlagendes Herz, wurde im Gedächtnis auf die Frau übertragen. Die Emotionen liefen gleichzeitig ab und wurden so vom männlichen Gehirn »in eine Schublade« gesteckt. Die Ergebnisse bestätigen sich in einer weiteren Studie, bei der Männern Adrenalin gespritzt wurde. Männer, die eine Adrenalinspritze bekamen, fanden Frauen generell attraktiver als die Männer, denen keines gespritzt wurde.

Standards kommunizieren macht attraktiv. Das erste Date war ein voller Erfolg. Er schreibt: »Das war ein wirklich schöner Abend mit dir.« Yes! Dein Herz macht direkt drei Sprünge, und automatisch stellt sich die Frage: »Soll ich sofort antworten? Oder ihn warten lassen?«

Ganz klar: nicht warten lassen. Das künstliche Aufschieben von Antworten ist kein Erfolgsgarant. Männer sind Jäger. Ja.

Aber damit ihr Jagdinstinkt anspringt, müssen wir vor allem unsere Standards kommunizieren und diesen Standards und Werten auch treu bleiben. Sich nicht verbiegen und angeschossen von Amors Pfeil das halbe Leben umkrempeln – darum geht es. Seine Standards zu kommunizieren macht attraktiv, vor allem, wenn man den richtigen Ton trifft. Denn der macht die Musik.

Wenn man ein erstes tolles Date hatte und unpassenderweise die Frage kommt »Willst du mit mir nach Hause?«, man aber nicht mitgehen möchte, kann man charmant antworten: »Ich wurde gerne mitkommen, weil ich mich sehr zu dir hingezogen fühle. Aber für mich ist es einfach zu schnell am ersten Abend. Ich würde mich freuen, wenn wir die Woche nochmal was essen gehen. Hast du Lust?«

Keine Ausreden für idiotisches Verhalten der Männer. Mache niemanden zu deiner Priorität, für den du nur eine Option bist! Viele Frauen sind Meister der Selbsttäuschung. Mit Freude zerpflücken sie jedes Signal, jede Nachricht und jede seiner Äußerungen. Am Ende meistens so, dass es ins gewünschte Gesamtbild passt: »Wahrscheinlich hat er Angst, weil er vorher noch nie so einer starken Frau begegnet ist.«, »Vielleicht braucht er einfach ein wenig Zeit.« .Auch Freundinnen können beim Deuten der WhatsApp-Chatverläufe sehr erfinderisch werden: »Er ist sicher noch verletzt von seiner alten Beziehung und kann sich deshalb noch nicht richtig auf dich einlassen.«

Die männliche Sichtweise in vielen Situationen lautet schlichtweg: »Vielleicht steht er nicht auf dich.«

Tatsächlich hält einen Mann nichts davon ab, sein Ziel zu erreichen, wenn er es will. Und Signale senden Männer immer auf die gleiche Art und Weise, denn sie mögen es meist nicht, Frauen mit Worten zu verletzen. Es steckt also keinerlei böse Absicht dahinter, wenn Männer Frauen auf die Wartebank setzen. Sie drücken sich und schieben Entscheidungen auf, antworten nicht und erfinden Ausreden. Sie sagen aber ungern konkret Nein.

Wenn sie wirklich wollen, sagen sie aber definitiv und unmissverständlich Ja. Sie holen dich vom Flughafen ab, sie lassen Verabredungen mit ihren Kumpels sausen, sie setzen sich in Frauenkinofilme – nur um mit dir im Kino zu sein.

Daher aufgepasst, wenn von seiner Seite viele Ausreden oder eventuell sogar fast gar nichts mehr kommt: Wenn Männer nach ein paar ersten Dates unser Herz gewonnen haben und dann plötzlich anfangen, sich wie der letzte Idiot auf Erden zu benehmen, passt das oft nicht in unser Wunschbild, und wir lassen uns schnell Erklärungen und Ausreden für absolut idiotisches Verhalten unseres »Traummannes« einfallen.

Dass ein Mann nach einer gewissen Zeit kein Interesse mehr hat, kann tatsächlich eine Erklärung sein. Und im Zweifel hilft das Bauchgefühl in schwierigen Fällen mehr als der Verstand. Denn der versucht um jeden Preis, Erklärungen zu finden. In ganz schwierigen Fällen können folgende Fragen weiterhelfen: Gibt es ehrliches Interesse an meiner Person? Liegt ihm etwas daran, von mir zu hören oder mich zu treffen? Interessiert ihn, wie es mir geht oder was ich tue?

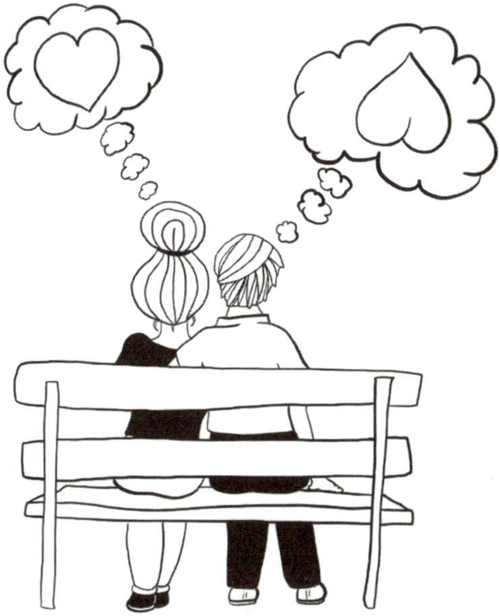

VON BEZIEHUNGSKRISEN UND KONJUNKTURZYKLEN

In jeder Beziehung kriselt es. Es gibt keine Beziehung, in der es noch nie eine Krise gegeben hat. Selbst wenn es keine großen Streits gibt, schlittert man nach den ersten Jahren oft ganz langsam in das sogenannte Alltagsproblem. Wer macht die Wäsche? Wer hat vergessen, das Paket bei der Post abzuholen?

Neben dem sich allmählich einschleichenden Alltag gibt es verschiedene weitere Herausforderungen »im Leben eines Paares«. Eine der häufigsten Ursachen für Missstimmungen unter Partnern ist die Geburt des ersten Kindes. In einer Studie des Gottman Instituts machte die Zufriedenheit bei 67 Prozent der frisch gebackenen Eltern einen jähen Sturz. Bei ungefähr 15 Prozent veränderte sich nicht viel und bei den anderen 15 Prozent der Studie verbesserte sich sogar die Beziehung zueinander. Woran könnte das liegen?

Die zufriedenen 33 Prozent waren besonders aufmerksam ihrem Partner gegenüber und kümmerten sich automatisch um das, was er/sie fühlt und denkt. Für Paare, die kein Bewusstsein für die Gefühle und Gedanken des anderen aufgebaut haben, kann die Geburt eines ersten Kindes die Beziehung sehr herausfordern. Denn die Erfahrung der Mutterschaft verändert die eigenen Werte, den Körper, das Weltbild und die Gefühle. Selbst das Bild, das man von sich hat, muss völlig neu überdacht werden. Eine Frau verändert sich vor den Augen des Partners, aber wenn dieser diese Entwicklung nicht mitbekommt, kann er vieles nicht nachvollziehen.

Gleiches gilt auch für Erlebnisse der Trauer. Wenn sich eine Person ohne den anderen entwickelt, entwickeln sich beide voneinander weg. Und das ist laut der wahrscheinlich zuverlässigsten Scheidungsstudie einer der Hauptgründe für Trennungen. In dieser Studie sagten 80 Prozent der Männer und Frauen aus, dass ihre Ehe scheiterte, weil sich beide Partner allmählich voneinander entfernten.

Deshalb sollte man sich immer bemühen, den Kontakt zueinander zu bewahren. Sich nach den Erlebnissen, Gefühlen und Ereignissen, den Vorlieben, den Abneigungen des anderen erkundigen. Wovor hat mein Partner Angst? Worauf freut sich meine Partnerin? Was wünscht er sich?

Neben der Geburt oder traurigen Ereignissen im Leben, Erkrankungen, dem Tod eines nahen Angehörigen oder Unstimmigkeiten bei der Kindererziehung ist der Auszug der erwachsenen Kinder ein weiterer herausfordernder Moment. Eine große Lebensaufgabe ist gemeistert, plötzlich hat man wieder Zeit für sich und Zeit füreinander.

Es gibt also in jeder Beziehung immer wieder »Tiefpunkte«, die im besten Fall genutzt werden können, um die Beziehung auf die nächste Stufe zu heben. Eine Beziehung kann an Konflikten wachsen! Konflikten aus dem Weg zu gehen, kann die Ehe aber zum Scheitern bringen. Ob es die Trennung bedeutet oder das Nebeneinander-her-Leben statt miteinander. Daher finde ich den Konjunkturzyklus einen so schönen Vergleich. Zwar gibt es einen Tiefpunkt, aber insgesamt geht der Trend nach oben.

Unter Konjunktur versteht man eigentlich die gesamtwirtschaftliche Lage, besonders in Hinsicht auf den aktuellen positiven oder negativen Trend. Genauso unterliegen Beziehungen diversen Schwankungen und Trends, mit denen man rechnen kann und aus denen man eine positive Entwicklung ziehen kann. Wenn man gemeinsam eine schwierige Phase meistert, stärkt das die Beziehung.

Grundsätzlich sollte ein Partner dem eigenen Leben immer ein Upgrade sein und kein Downgrade. Geht es einer Person dauerhaft schlecht durch eine belastende Beziehung, sollte grundlegend überdacht werden, was die Gründe und Motive für das Zusammenbleiben sind. Denn auch in der Paartherapie ist nicht das Zusammenbleiben auf Teufel komm raus das Ziel, sondern die Zufriedenheit beider Partner.

Angenommen, wir befinden uns aber in einer glücklichen Partnerschaft und haben vor, mit unserer besseren Hälfte noch lange zusammenzuleben. Was sind die größten Probleme, die auf uns zukommen? Die Datingplattform Elitepartner (www.elitepartner.de) hat 10.000 Menschen gefragt, worin sie die größten Beziehungskiller und Herausforderungen für eine Beziehung sehen:

1. Wenig Zeit füreinander (57 Prozent)
2. Stress in der Arbeit (55 Prozent)
3. Schwierige finanzielle Situation (53 Prozent)
4. Sexualleben lebendig halten (44 Prozent)
5. Räumliche Trennung, Fernbeziehung (43 Prozent)
6. Partner achtet nur auf seine Bedürfnisse (42 Prozent)
7. Durch Kinder wenig Zeit zu zweit (35 Prozent)
8. Streit über Alltagsdinge (31 Prozent)
9. Umgang mit Kindern aus vorherigen Beziehungen (28 Prozent)
10. Sich auf Dauer treu zu bleiben (27 Prozent)

Da mich interessiert, wie ich eine Beziehung ein Leben lang glücklich führen kann, habe ich mich in die Thematik der Paartherapie und der Beziehungskrisen tiefer eingelesen. Die ersten wissenschaftlichen Tipps zu Beziehungskrisen stammen von Paaren aus Dr. Karl Pillemers Studie zum Thema Liebe. Über 700 im Schnitt

43 Jahre lang verheiratete Paare hat er interviewt. Die Essenz seiner Interviews habe ich hier gebündelt:

1. **Kommunikation**: Redet miteinander! Wenn Probleme zu lange aufgeschoben werden, kann es schnell zu spät sein, um sie zu lösen. Aber redet nicht nur über Probleme, sondern über Träume, Ideen, einen Urlaub, was euch bewegt, was euch auf der Arbeit gefällt oder enttäuscht. Es gibt nichts Traurigeres, als wenn man sich bei einem schönen Essen im Restaurant nichts zu sagen hat, außer: »Gib mir mal bitte das Salz.«

2. **Niemand kann Gedanken lesen.** Auch nach vielen gemeinsamen Jahren seid ihr zwei verschiedene Personen. Bevor der Satz »Du hast nie dieses und jenes gemacht« ausgesprochen wird, kommuniziert respektvoll und in klaren Worten, was euch stört. Fragt den Partner auch, wie er das von euch Gesagte verstanden hat. Nicht immer kommt es 1:1 beim Gegenüber an.

3. **Respekt.** Manchmal verliert man in langen Beziehungen und durch eine Ansammlung von innerer Wut seinen Umgangston. Beschimpfungen und Beleidigungen, die tiefe Wunden hinterlassen können, sind das Resultat. Sätze wie »Du fauler Sack kriegst im Leben ja nie was auf die Reihe!« oder »Du Schlampe hast deine Füße immer noch unter meinem Tisch!« sind absolut tabu! Redet mit eurem Partner so, wie ihr auch mit anderen Menschen reden würdet. Streiten ist auch vollkommen in Ordnung und als Ventil wichtig. Wisst dabei aber um die Grenzen eines respektvollen Umgangs – und wenn alles aus dem Ruder zu laufen droht: Time-out! Unterbrecht das Ganze, macht eine halbe Stunde Pause, geht eine Runde alleine spazieren und trefft euch dann wieder.

4. **Das richtige Timing** für Streitgespräche. Wer als Kind mal einen Hund oder ein Pony wollte, hat wohl seine Eltern nicht vor dem Essen und nach einem stressigen Arbeitstag, wenn die Stimmung angespannt war, danach gefragt. Nach dem Vorzeigen einer guten Note, im Urlaub oder bei Kaffee und Kuchen in gelassener Stimmung wurde das Thema ganz vorsichtig und mit großen Kinderaugen an die Eltern herangetragen. Mit vielen Argumenten dafür. Warum suchen wir uns für kritische Themen in einer Partnerschaft immer die ungünstigsten Zeitpunkte heraus?

In einer weiteren Studie mit 135 Probanden hat sich das sogenannte »future thinking« bei Streit als sehr hilfreich erwiesen. Dabei stellt man sich die Zukunft, zum Beispiel heute in einem Jahr, mit dem Partner vor. Wie man gemeinsam ein Land bereist oder in die erste gemeinsame Wohnung zieht oder vielleicht eine gerade gekaufte Immobilie zu einem schönen Eigenheim renoviert. Dadurch geht der Fokus weg vom aktuellen Konflikt, man sieht das Leben mit dem Partner aus einer anderen, viel positiveren Perspektive und kann einander schneller vergeben.

Einige der auf der Liste der Top 10 einer Beziehung stehenden Punkte sind einfacher zu lösen als andere. Wer sich zu wenig Zeit füreinander nimmt, der muss realistisch überlegen und planen, wie dies in Zukunft zu ändern ist. Ein gemeinsames Hobby? Ein Babysitter einmal pro Woche? Ein gemeinsamer Urlaub? Im Zweifel sind fest eingefahrene Routinen und Muster zu überdenken und neu zu gestalten.

Ein Problem, das schwieriger zu lösen ist lautet: Was erhält unsere Lust und Begierde aufrecht? Ein paar Sextoys und neue Unterwäsche? Oder was Neues im Bett à la *50 Shades of Grey* ausprobieren?

Kristen Mark und Julia Lasslo von der Eastern Kentucky University haben die aktuellen Studien zum Thema durchforstet, 64 Stück an der Zahl, und die Ergebnisse publiziert.

Wichtig ist es, realistische Erwartungen zu haben. Das Verlangen und die Sexfrequenz schwanken abhängig von Gesundheit und Lebensumständen. Die eigene Attraktivität spielt auch nach Jahren noch eine wichtige Rolle! Wer sich gehen lässt, wirkt auf seinen langjährigen Partner unattraktiv. Was so einfach scheint, wird häufig vergessen. Am Anfang der Beziehung hat man sich kaum ungeschminkt zu ihm getraut, die passenden Outfits wurden in mühevoller Kleinstarbeit ausgewählt. Nach einer Weile schminkt man sich zu Hause ab, zieht die Jogginghose und den Kapuzenpulli an. Nur für andere Menschen und besondere Anlässe schmeißt man sich in Schale – ein Paradoxon einer längeren Beziehung.

Dazu noch eine kleine Ergänzung von mir, die keiner Studie entstammt: Natürlich gibt es Situationen in einer Beziehung, die extrem unsexy sind. Wenn der Göttergatte mit einer Parodontitis im Mund kämpft und Mundgeruch hat oder sich sturzbetrunken dreimal bei der Heimfahrt erbricht. Aber Schönheit und Erotik liegen im Auge des Betrachters. Betrachtet man seinen Partner mal wieder aus einem anderen Blickwinkel, zum Beispiel beim Ausüben seines Hobbys, als Musiker oder Maler, beim Fußball oder beim Beruf, oder indem man sich mal einen beruflichen Vortrag vom Partner anhört und seinen Enthusiasmus spürt, kann eine neue Art Begeisterung für einen langjährigen Partner aufflammen.

Darüber hinaus sind Autonomie und eine eigene Identität außerhalb der Beziehung wichtig. Ebenso wie ein gesunder Umgang mit Stress und Abgeschlagenheit, genügend Schlaf, Bewegung und eine gute Work-Life-Balance. In stressigen Lebenssituationen sollte man dem Partner diese kommunizieren und nicht einfach ein blindes Verständnis für alle Situationen voraussetzen. Man sollte auf die Wünsche und Bedürfnisse des Partners eingehen und diese in Bezug auf sexuelle Wünsche auch offen thematisieren.

Übrigens hat das Kinsey Institut eine internationale Umfrage mit 1000 teilnehmenden Paaren gestartet, die im Schnitt 25 Jahre lang zusammen waren. Die Wissenschaftler haben sowohl die Zufriedenheit in der Partnerschaft als auch die sexuelle Zufriedenheit gemessen. Natürlich beeinflussten sich die Parameter gegenseitig. Eine sehr interessante Nebenerkenntnis der Studie war eine starke Verbindung zwischen der Zufriedenheit in der Beziehung und dem Austausch von Zärtlichkeiten wie Küssen und Kuscheln. Die Chancen, dass ein Mann glücklich ist, steigen um den Faktor drei, wenn man öfter kuschelt!

Wichtiger als anderes ist aber die Aufmerksamkeit für kleine Dinge. Die Beziehung nicht für gegeben ansehen, sondern wissen, dass alles im Leben endlich ist. Es braucht keine Helikopterflüge und Traumurlaube in die Karibik, damit alles wieder gut wird. Die Momente und Tage mit dem Partner im Alltag wertschätzen, ihm zwischendurch von der Arbeit ein »Ich vermisse dich« schreiben, obwohl es stressig ist. Dem Partner sagen »Deine Haare gefallen mir heute besonders gut« und am Telefon eine freudige Stimme haben, wenn er oder sie anruft, anstatt genervt zu klingen, weil es gerade nicht so gut passt. Es geht darum, in schweren Zeiten die Hand des Partners zu halten und ihm mitzuteilen »Ich bin da, es wird wieder gut« oder abends zuhören, was der andere zu erzählen hat vom Tag, statt nur stumm in die Glotze zu starren.

Es geht um die kleinen Dinge, die simplen Dinge des Zusammenlebens. Die süßen Grübchen beim Lachen, morgens im Bett zusammen zu frühstücken. Freundlich zueinander zu sein, statt Recht haben zu wollen. Es geht darum, dem Partner zu zeigen, wie sehr du ihn wertschätzt – mit kleinen, alltäglichen Gesten. Denn es sind die kleinen Momente, die den Großteil unserer Herzen einnehmen.

SPRECHEN SIE AUCH WEIBLICH? ODER: WARUM UNS MÄNNER NICHT VERSTEHEN

»Schatz, es ist kalt im Zimmer«, sage ich, aber eigentlich will ich sagen: »Mach bitte das Fenster zu.« Genauso sage ich auch »Der Mülleimer müsste auch mal wieder rausgebracht werden.« statt: »Bring bitte den Mülleimer raus.« Männer verwenden keine indirekten Sätze und verstehen deshalb oft die dahintersteckende Botschaft einfach nicht.

Das Grundproblem von uns Frauen ist dabei nicht, dass wir nicht aktiv sprechen können, sondern dass wir eigentlich gar nichts befehlen wollen. Wir wünschen uns die aktive und aufmerksame Mitarbeit im Haushalt – am liebsten sowieso, ohne dass wir etwas sagen müssen. Die korrekte Übersetzung an die Männer wäre also: »Schatz, ich bringe jeden Tag den Müll raus und habe mir diese Aufgabe nie ausgesucht. Du läufst dagegen jeden Tag daran vorbei, ohne zu sehen, dass du ihn auch mal mitnehmen kannst. Könntest du in Zukunft bitte mehr darauf achten und diese Verantwortung nicht einfach bei mir liegen lassen?«

Männer sind so schweigsam und benutzen 7000 Worte am Tag, während Frauen 20.000 Worte raushauen. Falsch. Was einmal als unbewiesener Fakt in die Welt gesetzt wurde, konnte in einer Studie der Universität von Arizona nicht bestätigt werden. 400 Männer und Frauen wurden mit einem Recorder ausgestattet und beobachtet. Die männlichen Probanden sprachen im Schnitt 15.700 Wörter, die weiblichen 16.215. Dafür gab es bei den Männern Schwankungen von 700 bis 47.000 Wörtern am Tag. Dabei ist selbstverständlich auch der berufliche Hintergrund zu beachten. Ein Lehrer oder Kundenberater spricht am Tag zwangsweise mehr als ein Informatiker.

Der Studienleiter und Sprachwissenschaftler Mark Liberman erklärt dies dadurch, dass Männer mehr über Technik, Sport oder Finanzen sprechen und Frauen mehr über Mode, Partner, Familie und Freunde. Offensichtlich sind Frauen im Durchschnitt tatsächlich eher beziehungs- und Männer eher sachorientiert.

In Konfliktsituationen gibt es jedoch tatsächlich einen quantitativen Wortunterschied. Sobald die Frau ein Gespräch »einfordert«, zieht der Mann sich verbal und emotional zurück. Psychologen nennen dieses Phänomen »Demand and withdrawal«-Verhalten. Wir Frauen fühlen uns in solchen Momenten automatisch alleine gelassen und ungeliebt und interpretieren das Zurückziehen des Partners als Desinteresse. Verständlich, denn immerhin schütten wir unser Herz aus, sprechen Probleme an, und dann kommt nichts zurück.

Die Person, die emotional zumacht und nicht mehr viel spricht, hat aber kein Desinteresse, das Problem zu lösen, sondern Angst, den Konflikt schlimmer zu machen, als er ist. Zudem fahren Männer in emotionalen Stresssituationen ihr Gehirn eher runter und Frauen ihres eher hoch. Männer machen emotional auch eher »dicht« als Frauen, denn sie wurden oft nicht dazu erzogen, über ihre Gefühle zu sprechen. Für Männer ist »darüber sprechen« schlichtweg sehr häufig kein Weg, ein Problem zu lösen. Natürlich gibt es aber auch hier kein Schwarz und Weiß bzw. Rosa und Blau, jeder Mensch ist unterschiedlich, und es gibt genauso Frauen, die nicht über ihre Gefühle sprechen wollen und können.

Grundsätzlich sehen Männer in der Kommunikation von Problemen dann einen Nutzen, wenn sie eine Lösung finden. Sie hören sehr aktiv zu, aber sind unbefriedigt, wenn sich herausstellt, dass das Problem aktuell einfach so nicht lösbar ist. Für sie ist Zuhören, um einfach nur zuzuhören, völlig sinnlos. Dabei wünschen wir Frauen uns meistens gar nicht mehr. Gehört und verstanden zu werden, von der Person, die uns am nächsten steht, ist alles, was wir eigentlich wollen.

Männer hingegen ziehen sich dann gerne in ihre Höhle zurück und warten ab. Abschalten von den Problemen, Videospiele spielen, Fernsehen oder eine Runde ins Fitnessstudio. Hauptsache erst mal auf was ganz anderes fokussieren. Männer sind auch viel eher in der Lage, die Problemschublade in ihrem Kopf zu schließen, und dann sind die Probleme tatsächlich auch erst mal aus ihrem Sinn. Da wir Frauen das nicht so gut können, wünschen wir uns in Konfliktsituationen viel eher ein offenes Ohr und jemanden, mit dem wir über unser Befinden sprechen können. Wir gehen deshalb automatisch davon aus, dass auch unser männliches Gegenüber gerne nach seinem Befinden befragt werden möchte und sich ein offenes Ohr wünscht. Für Männer ist das in dem Moment, in dem sie die Problemschublade gerade geschlossen haben, tatsächlich ziemlich nervig, denn das Problem wurde von ihnen schon längst in eine geschlossene Schublade gepackt und das entspannende Videospiel begonnen.

Wir Frauen nutzen gerne Worte, um komplexe und belastende Gefühle auszudrücken. Während wir sprechen, verarbeiten wir negative Gefühle und können sie eher beiseitelegen. Leider wissen das die Männer meistens gar nicht und empfinden das bloße Reden über Probleme und Gefühle als eher sinnlos. Dem Partner zu erklären, dass das Sprechen und ein offenes Ohr ‚alles ist, was wir uns wünschen, kann in dieser Situation auch schnell weiterhelfen.

LET'S TALK ABOUT SEX

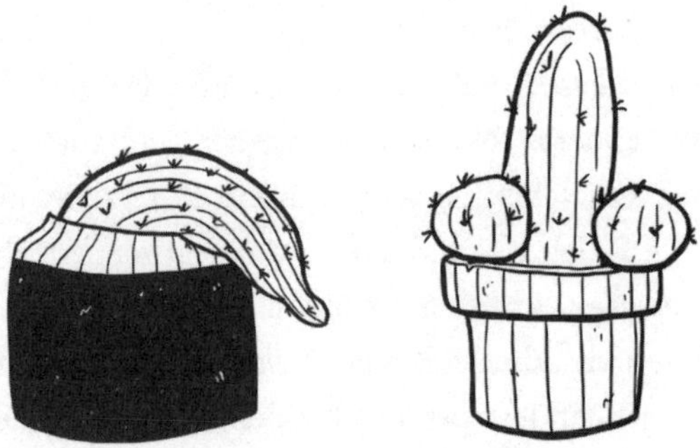

Männer denken ständig an Sex. Alle sieben Sekunden und damit 8000-mal pro Tag. Angeblich! Woher diese weitverbreiteten Zahlen stammen, ist nämlich völlig unklar. Die Wissenschaft sagt jedenfalls etwas ganz anderes. Zwei männliche Psychologiestudenten, die den Master »Psychologie der menschlichen Sexualität« studierten, konnten diese Zahlen nicht glauben und stellten eine Studie auf die Beine. 283 Studenten wurden mit einem Handzähler ausgestattet, so wie er auch beim Golf verwendet wird. Die Studenten wurden in Gruppen eingeteilt, die eine Gruppe zählte ihre Gedanken zum Thema Schlaf, die andere zum Thema Essen und die dritte zum Thema Sex. Es stellte sich heraus, dass die Männer im Schnitt ein- bis zweimal pro Stunde an Sex denken, statistisch gesehen so häufig wie an essen oder schlafen. Im Durchschnitt dachten die Männer täglich 19-mal an Sex, die Frauen zehnmal. Bei den Männern gab es

Unterschiede von der Gesamtanzahl der Gedanken von einmal pro Tag bis hin zu 388-mal, bei den Frauen variierte dies nur von ein- bis 140-mal Gedanken an Sex pro Tag.

Also liegen wir nicht ganz so weit entfernt voneinander wie ursprünglich angenommen. Und wie sieht es mit der Selbstbefriedigung aus? Und dem Pornoanschauen? Wo liegen wir da im Vergleich zu den Männern?

Eine US-amerikanische Studie mit 975 Männern und 1046 befragten Frauen im Alter von 18 bis 91 Jahren und im Schnitt 47,1 Jahren stellte folgende Unterschiede fest: Im letzten Monat – also dem Monat vor der Befragung – gaben 40 Prozent der Frauen an, masturbiert zu haben, und 64 Prozent der Männer. 21,8 Prozent der Frauen gaben an, in ihrem ganzen Leben noch nie masturbiert zu haben, aber nur acht Prozent der Männer.

Erotische Geschichten lesen beide Geschlechter gleich gerne, aber Erotikmagazine werden viel seltener von Frauen angesehen. Dies liegt sehr wahrscheinlich an der visuellen Erregbarkeit der Männer. In Sachen Pornos liegen auch die Männer vorn: 35 Prozent gaben an, im letzten Monat Pornos geschaut zu haben, bei den Frauen waren es nur 13 Prozent. Die Zahlen passen gut zu den Schätzungen der Pornoseiten, die ihre 40 Millionen Besucher auf 72 Prozent männliche und 28 Prozent weibliche schätzen. Also auch zwei Drittel Männer, ein Drittel Frauen.

Die Studie ergab auch, dass mehr Männer Nacktfotos von Frauen in ihrem Leben erhielten: ganze 40 Prozent. Die Männer schicken dabei eher nicht so gern Bilder wieder raus, nur 27 Prozent der Frauen erhielten in ihrem Leben ein Nacktbild. Männer helfen auch in Sachen Potenz gerne mit Produkten aus der Apotheke nach: 20 Prozent kauften schon mindestens einmal Präparate (pflanzliche miteingeschlossen) zur Lust- oder Potenzsteigerung, unter den Frauen waren es nur sieben Prozent.

Visuelle Reize stimulieren Männer generell mehr als Frauen. Sie reagieren auf weibliche nackte Körper mit stärkerer sexueller Erregung als andersherum. Das könnte natürlich auch der wissenschaftliche Beweis dafür sein, dass wir einfach schönere Körper haben. Jedenfalls finden Männer nackte oder sehr leicht bedeckte Frauenkörper attraktiv und gucken deshalb auch begeistert hin. Komplett bedeckte Körper, um kleine Fettpölsterchen oder sonstige nicht perfekte Partien zu verstecken, sind für Männer daher im Grunde ein kleiner Lustkiller.

Übrigens: Gestresste Männer bevorzugen fülligere Frauen. Dies belegt eine britische Studie. Die Wissenschaftler vermuten, dass Menschen in Stresssituationen auf Sicherheit setzen und weiblichere Formen eine stabilere Gesundheit symbolisieren.

Die stärkste Aufmerksamkeit der Männer bekommen Frauen mit einer Taille-Hüfte-Relation von 0,7 – der typischen Sanduhrform. Eine Studie, die die Augenbewegungen der Männer bezüglich weiblicher Formen analysierte, kam zu dem Schluss, dass ein Mann diesen Figurtyp in den ersten 200 Millisekunden erfasst. Dabei kommt es nur auf die Form, nicht auf die Kleidergröße an. Vermutlich sind diese Maße ein Zeichen für Fruchtbarkeit und Gesundheit.

In ärmeren Ländern bevorzugen Männer fülligere Frauen, während im Westen ein eher schlanker Typus als Wunschvorstellung gilt. Diese körperlichen Wunschmerkmale sind in den jeweiligen Ländern übrigens auch ein Zeichen von Gesundheit. Zum Beispiel hat eine sehr magere Frau in Westafrika meist schlichtweg wenig zu essen oder arbeitet körperlich sehr hart, während wir einer sehr dünnen Frau hierzulande unterbewusst besonders viel Disziplin und Sportlichkeit zuschreiben. In Europa symbolisiert Übergewicht nicht Wohlstand, sondern einen ungesunden Lebensstil. In vielen afrikanischen Ländern ist eine kräftigere Frau gleichzeitig eine gesündere mit mehr Reserven für das Kind.

Die Wissenschaft ist sich aber genauso einig, dass es keinen Universaltyp gibt, auf den alle Männer gleichermaßen stehen. Vor allem spielen neben der körperlichen Erscheinung weitere Faktoren eine Rolle, insbesondere ab dem Zeitpunkt der sozialen Interaktion. Offenheit und emotionale Stabilität sind zwei der Charakterzüge, die Frauen für Männer attraktiv macht.

Während Männer vor allem in Bezug auf sexuelle Begierde figurfixiert sind, schauen Männer, die an Langzeitbeziehungen interessiert sind, eher in die Gesichter. Genau wie Frauen – sie schauen den Männern auch zuerst ins Gesicht. Allerdings gilt für beide Geschlechter: Falls sexuelles Interesse besteht, wandert der Blick sofort nach unten und wieder zurück. Ein unbewusster Ganzkörper-Schnellscan.

Die Psychologen Eastwick und Finkel haben außerdem folgende interessante Erkenntnis aus ihren Speed-Dating-Experimenten gewinnen können: Die ideale Vorstellung der Männer, die sie vor Beginn der Speed-Datings von ihrer Traumfrau hatten, stimmte am Ende nicht mit den Kriterien und Eigenschaften der Frauen überein, die sie tatsächlich auswählten. Es scheint also etwas im Live-Eindruck der anderen Person zu liegen, das vorgefertigten Kriterien im Weg steht. Als Fazit für alle Single-Frauen also: Es muss einfach »klick« machen, Amors Pfeil muss uns treffen. Einfach eine Liste abzuarbeiten, das funktioniert nicht.

Wann jedoch Frauen für Männer besonders attraktiv sind, konnte eine Geruchsstudie mit T-Shirts belegen. Zum Zeitpunkt der weiblichen Ovulation, dem monatlichen Höhepunkt ihrer Fruchtbarkeit, finden Männer Frauen am attraktivsten.

Eine letzte wichtige Info zum Thema Sex und Liebe: In unseren Gehirnen sind die Areale für Liebe und Lust in derselben Region verwurzelt, nämlich in der Insula und im Striatum. Das bedeutet nicht, dass Liebe und Lust identisch sind, aber dass sie nicht vollständig voneinander getrennt sind, wie oft angenommen. »Liebe und Sex überlappen ganz klar, aber sie sind unterschiedlich«, sagt Jim Pfaus, ein Psychologieprofessor der Concordia University. Er wertete 20 Studien aus, um zu dem Ergebnis zu kommen: »Man kann sexuelles Verlangen ohne Liebe haben.«

Wieso Frauen sich doch öfter in die Person verlieben, mit der sie über eine längere Zeit schlafen? Zum einen wegen des Oxytocins, des Bindungshormons, das beim Sex ausgeschüttet wird. Aber in meinen Augen auch aufgrund des natürlichen Selektionsprozesses: Frauen schlafen tendenziell eher mit Männern, die ihnen an sich schon sehr gut gefallen und zu denen sie sich hingezogen fühlen. Kommt dann noch intimer Kontakt hinzu, findet man die Person eben logischerweise noch besser als zuvor.

WISSENSWERTES ÜBER EIN MÖGLICHES NACHSPIEL – VON HPV BIS HIV

Wer kennt sie nicht, die Gurken, Spargel und Karotten, die stolz ein Gummi tragen und auf Plakaten für Kondome werben: »Ich mach's mit!« Die »Überlebensmittel« schützen uns bekanntlich vor tödlichen Krankheiten und solchen, die uns unfruchtbar machen oder Warzen im Genitalbereich hervorrufen. Trotzdem hatte mehr als jeder Vierte schon einmal ungeschützten Verkehr mit einer Zufallsbekanntschaft – Tendenz leicht steigend. Dies ergab eine Umfrage vom Verband der Privaten Krankenversicherungen, die zum Welt-Aids-Tag in Auftrag gegeben wurde. Jeder Vierte setzt sich also dem Risiko aus, Genitalherpes oder HIV zu bekommen. Es kann ein Ausrutscher oder ein Unfall sein, denn Kondome können reißen. Vor allem, wenn ein Fingernagel das empfindliche Material verletzt oder das Kondom zu klein ist. Ausrutscher und Fehler passieren, aber Vorsorge verhütet Nachsorge!

CHLAMYDIEN – DIE STILLEN GENIEßER

Die unbeweglichen, sehr kleinen Bakterien docken an die obersten Zellen unserer Schleimhaut an und brechen in sie ein. In dem fremden Häuschen angekommen, fangen die Einbrecher an, sich zu vermehren.

Chlamydien gehören weltweit zu den häufigsten sexuell übertragbaren Krankheiten. Die Infektion muss in Deutschland nicht gemeldet werden, weshalb niemand die genauen Infektionszahlen kennt. »Chlamydieninfektionen sind die häufigste sexuell übertragbare Infektion in Deutschland«, so Christian Albring, Präsident des Berufsverbandes der Frauenärzte.

Das Fiese an Chlamydien ist, dass die Infektion in 80 Prozent der Fälle bei Frauen ohne jedes Symptom verläuft. Acht von zehn Frauen, die mit Chlamydien infiziert sind, merken es also gar nicht. Die Chlamydien docken zuerst an den Zellen des Gebärmutterhalses an und steigen von dort weiter nach oben. Es kommt zu Entzündungen, aber weil wir sehr wenige Nerven in dem Gebiet haben, in dem sie sich ausbreiten, merken wir in den meisten Fällen nichts davon. Sie klettern weiter hoch bis zu den Eileitern und dort führt die Entzündung zu Verklebungen. »Nicht entdeckte Chlamydieninfektionen sind die häufigste Ursache für ungewollte Kinderlosigkeit in Deutschland«, warnt Albring. Außerdem kann es bei der Geburt zu schweren Augen- oder Lungenentzündungen des Kindes führen.

Der beste Schutz vor Chlamydien sind Kondome. Bei einem Partnerwechsel würde ich im Zweifel immer einen Test beim Frauenarzt ansprechen, natürlich insbesondere, wenn es zu Symptomen wie eitrigem Ausfluss sowie Schmerzen und Brennen beim Wasserlassen kommt. Die Männer merken nämlich in der Hälfte der Fälle nichts von ihrem Chlamydienbefall. Der Arzt wird eine Antibiotikatherapie verschreiben und damit ist man die lästigen Viecher wieder los. Natürlich muss der Partner mitbehandelt werden.

Sind die Eileiter erst verklebt, kann man aber nichts mehr tun! Deshalb ist es wichtig, nicht zu zögern! Bei Frauen unter 25 Jahren übernimmt die Krankenkasse einmal jährlich einen Test auf Chlamydien, Männer sind in überhaupt keinem Vorsorgeprogramm und können sie deshalb auch jahrelang – ohne es zu wissen – fröhlich weiterverteilen.

GENITALHERPES – UNGEWOLLTER DAUERGAST

Die schlechte Nachricht zuerst: Wer den Erreger einmal in sich trägt, wird ihn nie wieder los. Sobald man sich angesteckt hat, dauert es drei bis neun Tage, und die lästigen Symptome beginnen. Ähnlich wie Lippenherpes, nur eben im Genitalbereich: Brennen, Jucken, Bläschen, die platzen und Geschwüre mit Krusten hinterlassen. Bei der Erstinfektion kann es zu Begleiterscheinungen kommen wie Fieber, Lymphknotenschwellung in der Leistengegend und Abgeschlagenheit.

Nach acht bis zehn Tagen heilt alles narbenlos ab und der Virus geht schlummern. Wenn der Körper besonders unter Stress steht, wird er wieder aktiv und es kommt zu einem erneuten Ausbruch. Der zweite ist meist weniger stark ausgeprägt. Wie oft es Schübe gibt und wie stark sie sind, ist ganz individuell. Wie bei Lippenherpes auch gibt es Menschen, die das Virus in sich tragen, bei denen es aber nie ausbricht. Die Übertragung des Virus auf das Neugeborene kann zu einer schwerwiegenden Infektion führen.

In Europa sind ungefähr 30 Prozent der Frauen mit dem Virus infiziert. Die Ansteckung erfolgt über eine Schmierinfektion, deshalb schützt ein Kondom auch nicht zu 100 Prozent, da es nicht den gesamten Genitalbereich abdeckt. Die höchste Wahrscheinlichkeit, sich anzustecken, ist im akuten Stadium, also wenn flüssigkeitsgefüllte Bläschen platzen. Genau wie beim Lippenherpes, der der Bruder des Genitalherpes ist. Lippenherpes heißt Humanes Herpesvirus 1, und sein schambehafteter Bruder, der Genitalherpes, ist das Humane Herpesvirus 2. Auch ohne sichtbare Anzeichen einer Infektion können Herpesviren ausgeschieden werden, zum Beispiel im Bereich der Harnröhre, des Gebärmutterhalses oder des Mundes. So kann das Virus an Sexualpartner oder auch an ein Neugeborenes weitergegeben werden.

In schweren Verläufen, besonders bei der ersten Ansteckung, können zur Linderung der Beschwerden Tabletten eingenommen werden, die die Vermehrung der Viren bremsen. In sehr schweren Fällen kann es notwendig sein, das Medikament direkt über eine Infusion zu bekommen. Zusätzlich kann eine Herpescreme oder ein Gel für den Genitalbereich verwendet wenden.

HUMANE PAPILLOMAVIREN (HPV) – DIE VIRENMAFIA

Die Papillomaviren sind eine ganze Sippe mit 200 Mann. Weil sie unterschiedlich gefährlich sind, werden sie in Hoch- und Niedrigrisikotypen eingeteilt und stellen eine ganze Menge an ungesunden Sachen mit unseren Zellen an. Einige von ihnen dringen in unsere Zellen ein und verstören sie so sehr, dass sie entarten und Krebs entsteht.

Infektionen mit Papillomaviren zählen wie auch Chlamydien und Genitalherpes zu den häufigsten sexuell übertragbaren Infektionen. Die meisten sexuell aktiven Menschen infizieren sich mindestens einmal im Leben, dabei kann es zeitgleich zur Infektion mit mehreren Familienmitgliedern kommen.

Die Weltgesundheitsorganisation (WHO) stuft derzeit folgende zwölf Hochrisiko-HPV-Typen als sicher potenziell krebserregend ein: 16, 18, 31, 33, 35, 39, 45, 51, 52, 56, 58 und 59. In Karzinomen, die durch HPV entstanden sind, lässt sich sehr häufig DNA des Hochrisiko-HPV-Typs 16 nachweisen. Unter den Niedrigrisiko-HPV-Typen spielen die Typen 6 und 11 die wichtigste Rolle. Sie lassen unsere Hautzellen im Genitalbereich zu Genital- und Feigwarzen mutieren. Diese sind zwar nicht gefährlich, aber auch nicht besonders schön anzusehen.

Eine Untersuchung aus den Jahren 2010/2011 zeigt, dass in Deutschland zum damaligen Zeitpunkt ungefähr 35 Prozent der Frauen im Alter von 20 bis 25 Jahren mit einem HPV-Hochrisikotyp infiziert waren.

In vielen Fällen lässt sich nach ein bis zwei Jahren kein Erreger mehr nachweisen. Manchmal bleibt die Infektion aber auch über Jahre bestehen und gerade dann steigt das Risiko für Entartungen. Beim Frauenarzt wird deshalb immer der Krebsabstrich, der sogenannte PAP-Test, genommen und ins Labor geschickt. Dort schaut sich der Arzt die Zellen unter dem Mikroskop genau an. Gibt es Veränderungen zu sehen? Falls ja, wird in engeren Abständen kontrolliert. So kann beobachtet werden, ob sich die Veränderung wieder zurückbildet und der Körper die Infektion mit dem Virus abgewehrt hat.

Ein großer Co-Faktor hierbei ist das Rauchen. Es trägt dazu bei, dass die Immunabwehr lokal stark eingeschränkt wird und die Infektion nicht überwunden werden kann. Wenn die Zellveränderungen jedoch weiter voranschreiten und sich zu einer Krebsvorstufe entwickeln, können sie in einer ambulanten kleinen Operation vom Gebärmutterhals entfernt werden.

Jedes Jahr erkranken 4500 Frauen an einem Zervixkarzinom, dem Gebärmutterhalskrebs, der fast immer durch HPV ausgelöst wird. Deshalb ist die regelmäßige Vorsorge beim Frauenarzt auch in jungen Jahren schon sehr wichtig.

Auch Männer sind von den Viren betroffen. Über Oralsex kann es im Rachenraum und am Penis und Anus zu Entartungen und Karzinomen, dem »Krebs der Haut- und Schleimhautzellen«, führen. Basierend auf Daten des Robert Koch-Instituts erkranken jedes Jahr circa 6250 Frauen und ungefähr 1600 Männer an Krebs, der durch Papillomaviren ausgelöst wurde.

Vor HPV schützen Kondome nicht sicher, denn über sehr engen Körperkontakt werden die Viren auch von Haut zu Haut weitergegeben. Seit 2007 empfiehlt die Ständige Impfkommission daher die HPV-Impfung für Mädchen und seit Juni 2018 auch für Jungen im Alter von neun bis 14 Jahren. Sofern sie bis zum 14. Lebensjahr verpasst wurde, sollte sie bis zum 17. Lebensjahr nachgeholt werden. Auch Frauen, die älter sind, können von einer Impfung profitieren – die Impfkosten müssen dann allerdings privat getragen werden.

Die Impfung kann die wichtige Krebsvorsorge beim Frauenarzt nicht ersetzen, sie sollte in jedem Fall jährlich erfolgen.

HIV – DER UNTERDRÜCKER

HIV, das Humane Immundefizienzvirus, ist die wahrscheinlich prominenteste aller Geschlechtskrankheiten. Das Virus unterdrückt das eigene Immunsystem, und ohne Einnahme von Medikamenten bricht nach einigen Jahren AIDS, das Immunschwächesyndrom, aus. AIDS bezeichnet alle schwerwiegenden Symptome, die bei einem stark geschwächten Immunsystem auftreten und zum Tod führen. Die lebenslange Einnahme von Medikamenten verhindert das Ausbrechen von AIDS.

Das tödliche Virus wurde 1981 als neues Krankheitsbild, damals noch ohne Namen und absolut unerforscht, bekannt. Bis 2009 waren über 30 Millionen Menschen an den Folgen von HIV verstorben, am schlimmsten betroffen war der afrikanische Kontinent.

Es gibt zwei Versionen des HIV, HIV-1 und HIV-2, wobei es in Nordeuropa Menschen gibt, die resistent sind gegen HIV-1. Bei ihnen trickst das Immunsystem das Schlüssel-Schloss-Prinzip des Virus aus. Das Virus muss nämlich in die weißen Blutkörperchen eindringen und besitzt einen passenden Schlüssel, um die Tür der

Blutkörperchen aufzuschließen. Bei resistenten Menschen ist der sogenannte CCR-5-Rezeptor verändert. Die Blutkörperchen haben ihr Schloss ausgetauscht und das Virus kann nicht mehr eindringen.

Man vermutet übrigens, dass das Virus ursprünglich nur bei Schimpansen vorkam und dass es sich durch den Verzehr von Affenfleisch auf den Menschen übertragen hat. Die älteste dokumentierte HIV-1-Infektion stammt aus dem Jahr 1959, sie betraf einen afrikanischen Patienten. In rasanter Geschwindigkeit hat sich das Virus über die Welt verbreitet und ist auch heute noch ein globales Problem.

Kondome bieten einen zuverlässigen Schutz vor der Erkrankung. Falls es Unsicherheit gibt, zum Beispiel durch ungeschützten Verkehr, kann nach sechs Wochen ein Bluttest beim Arzt erfolgen.

TRIPPER, SYPHILIS UND GARDNERELLEN – DIE BAKTERIENBESIEDLUNG

Es gibt diverse bakterielle Infektionen der Vagina, die unbedingt durch einen Arzt abgeklärt und behandelt werden sollten. Dünner grau-weißer Ausfluss mit Fischgeruch spricht ganz stark für ein stäbchenförmiges Bakterium mit dem Namen Gardnerella vaginalis. Dieses bildet Netzwerke mit anderen Bakterien, und schnell entsteht eine Clique von Bakterien, die nur durch den Einsatz von Antibiotika ihres Platzes verwiesen werden können. Gelb-bräunlicher, schaumiger Ausfluss ist das Werk von Trichomonas, das im Mikroskop wie eine Qualle aussieht und ebenfalls mit einem Antibiotikum bekämpft werden muss.

Auch Syphilis und Tripper sind das fiese Produkt von Bakterien. Ganze vier Jahrhunderte bevor es Antibiotika gab, mussten Menschen darunter leiden, und man kannte die Unterschiede zwischen den beiden Erkrankungen nicht genau. Der schottische Chirurg John Hunter versuchte 1767 in einem Selbstversuch, zu beweisen, dass Syphilis und Tripper die unterschiedliche Ausformung einer einzige Krankheit sind, und entnahm Eiter aus der Harnröhre eines infizierten Tripperkrankten und brachte es in seinen eigenen Penis ein. Er entwickelte daraufhin Symptome der Syphilis und dachte, dass er goldrichtig lag mit seiner Theorie. In Wahrheit hatte der Trippererkrankte sowohl Syphilis als auch Tripper und dementsprechend infizierte er sich selbst auch mit beiden Krankheiten. Hunter starb 1793 an den Folgen seines Experiments.

Dieses Experiment belegt zum einen, dass nicht alle Hypothesen der Forscher immer stimmen, und zum anderen, dass einige Forscher ihr Leben augenscheinlich für die Forschung aufs Spiel gesetzt haben.

SPIEGLEIN, SPIEGLEIN AN DER WAND

Keine dicke Lippe riskiert

Da stehe ich nun in dem weißen, schicken Raum. Die Spritzen liegen von der Assistentin aufgezogen vor mir. Statt meines XL-Kittels und der Schlabber-Klinik-Klamotten trage ich eine weiße Bluse und eine weiße enge Hose. Ich bin geschminkt und meine Haare sind zu einem Dutt frisiert.

Da mich das Thema Ästhetik und Altern schon immer sehr beschäftigt, arbeite ich ab heute einmal pro Woche an einem Samstagnachmittag in einer Schönheitsklinik. Ich habe alle verfügbaren Bücher zum Thema gelesen und diverse Seminare und Workshops besucht, um die hohe Kunst der ästhetischen Unterspritzungen zu erlernen.

Heute ist mein erster Arbeitstag und bisher ist alles wunderbar gelaufen. Bis jetzt.

Ein Mädchen aus Osteuropa sitzt auf dem Stuhl und wartet. Ihre Begleitung ist ein glatzköpfiger Mann mit borstenartigen Stoppeln auf dem Kopf und vielen Tattoos auf den Armen. Er übersetzt für das Mädchen, das scheinbar nur sehr wenig Deutsch spricht.

Am Anfang einer jeden Behandlung stelle ich routinemäßig Fragen zur Gesundheit, zu den Medikamenten und kläre natürlich über alle Risiken auf, die eine Behandlung mit sich bringen kann. Auch den Beruf erfragen wir der Vollständigkeit halber. Der Glatzkopf gibt an, dass das Mädchen ein Model ist. Model? Es passt irgendwie nicht, das Erscheinungsbild passt gar nicht zu dem eines Models. Ihr Nagellack blättert überall ab und der Ansatz ihrer blond gefärbten Haare ist längst rausgewachsen.

Und dann erklären mir die beiden noch, dass sie jeweils einen

Milliliter Hyaluronsäure in ihre Ober- und Unterlippe gespritzt haben möchte. Diese Menge würde ihre Lippen wie ein Schlauchboot aussehen lassen! Vor allem, da die Lippen jetzt schon leicht aufgespritzt aussehen.

»Ich würde ihnen raten, in die Lippen erst mal nichts mehr einzubringen.« Er übersetzt gar nicht. Ich schaue ihn fragend an und ziehe die Augenbrauen hoch. Er redet mit dem Mädchen und antwortet: »Zwei Milliliter, volle Lippe.«

Ich drehe mich um und laufe instinktiv Richtung Tür. Dieses Mädchen ist vielleicht eine Prostituierte oder eine Pornodarstellerin, schießt es mir in den Kopf. Und der Typ könnte ein Zuhälter sein. Klasse, mein erster Tag auf der neuen Arbeit, und ich bin natürlich sofort in dubiose Geschäfte verwickelt.

»Einen Moment, bitte.« Ich überlege kurz, was ich jetzt tun soll. Nichts. Und genau das teile ich dem Herrn auch mit.

»Warum?«, fragt der Glatzkopf. »Weil ich es aus persönlichen Gründen ablehne.« Ich empfehle den beiden einen Termin bei einem anderen Kollegen in der Praxis. Widerwillig machen sie einen neuen Termin aus.

Ich für meinen Teil mag einen Kunden verloren und natürlich auch Umsatz verschenkt haben, aber sich seinen Prinzipien treu zu bleiben, ist viel wichtiger im Leben.

WARUM FRAUEN IMMER SCHÖN SEIN WOLLEN

An einem Wintertag sitzt eine Königin am Fenster, das einen schwarzen Rahmen aus Ebenholz hat, und näht. Versehentlich sticht sie sich mit der Nähnadel in den Finger. Als sie drei Blutstropfen in den Schnee fallen sieht, denkt sie: »Hätt' ich ein Kind, so weiß wie Schnee, so rot wie Blut und so schwarz wie das Holz an dem Rahmen!«

Die Königin stirbt bei der Geburt und das wunderschöne Kind wächst bei der neuen Gemahlin des Königs auf. Diese ist auch sehr schön und kann nicht ertragen, dass das Stiefkind sie an Schönheit übertrifft. Vor Neid geplagt, will sie das junge Schneewittchen per Auftragsmord vergiften lassen.

Und die Moral von der Geschicht? Jugend hat man oder nicht! Da kann man die jungen Mädchen um die Ecke bringen oder sich Botox spritzen, es wird immer jemanden geben, die schöner ist. Die zweite Moral: Krankhafte Eitelkeit und Neid sind hässliche Eigenschaften. Die Königin hätte zudem ein wunderschönes Leben haben können, wenn sie einfach zufrieden gewesen wäre. Doch wie leicht sagt sich das! Zufrieden mit dem Körper und dem Aussehen zu sein, ist in der heutigen Zeit nicht leicht.

Schönheit und Attraktivität faszinieren uns, wer hätte sie nicht gerne? Schöne Menschen umgeben uns überall: auf den Laufstegen dieser Welt, auf Plakaten, in den Modezeitschriften, im Fernsehen und auf sozialen Kanälen wie Instagram. Außerdem sind schöne Menschen erfolgreicher (das ist sogar wissenschaftlich bewiesen). Sie werden als intelligenter, freundlicher und fleißiger eingestuft als unattraktive Menschen. Der Ökonom Daniel Hamermesh von der

Universität Texas führte zu diesem Thema folgende Untersuchung durch: Er ließ Probanden die Schönheit von Menschen bewerten und verglich dann den Verdienst der Beurteilten. Es zeigte sich, dass gutes Aussehen auf das Gehalt etwa so stark wie eineinhalb Jahre Berufserfahrung wirken. Die unattraktiven Kandidaten in seiner Studie verdienten im Schnitt fünf bis zehn Prozent weniger als die attraktiven.

Aber liegt Schönheit nicht im Auge des Betrachters? Doch, so Hamermesh. »Aber wir betrachten einander auf sehr ähnliche Weise.« Ist es da noch verwunderlich, dass so viele junge Mädchen und Frauen besessen davon sind, schön zu sein? Und vor allem – was ist denn eigentlich Schönheit?

Laut Martin Gründl, Psychologe und »Attraktivitätsforscher«, gelten Frauengesichter als besonders schön, wenn sie eine glatte, makellose und faltenlose Haut haben. Außerdem große Augen, volle Lippen und eine schmale Nase sowie einen zierlichen Unterkiefer. Das alles erinnert sehr stark an das sogenannte Kindchenschema, bei dem auch die Prinzipien große Augen, kleine Nase, kleiner Kiefer gelten.

Für Frauen ist es in allen Kulturen wichtiger als für Männer, jugendlich auszusehen. Eine Erklärung hierfür könnte sein, dass junges Aussehen Gebärfähigkeit und Fruchtbarkeit symbolisiert. Und unser Körper verändert sich in der Pubertät, während der Schwangerschaft und nach Geburten in sehr kurzer Zeit sehr stark. Natürlich beschäftigt uns Frauen daher unser Bild von uns selbst, wie wir waren, wie wir sind und wie wir sein wollen.

Die Medien gaukeln uns tagtäglich ein Schönheitsideal vor, das nicht der Realität entspricht. Diese Ideale prägen sich aber in unser Gehirn ein und wir vergleichen uns. In der Werbung existieren keine Poren, Pickel, Augenringe und Cellulite – sie werden wegretuschiert! Als würden sie nicht zu jedem Menschen gehören. Und so kämpfen wir im Handumdrehen gegen unsere Poren, die zu jeder natürlichen Haut gehören.

Eines sollten wir bei all den jungen, schönen und gephotoshopten Bildern dieser Welt nicht vergessen: Die Schönheit liegt im Auge des Betrachters, und wir betrachten uns nicht statisch, wie auf Bildern, sondern dynamisch, in der Bewegung. Dabei sind glückliche Menschen für mich immer die schönsten. Lachend, herzlich, zufrieden. Glückliche Menschen umgibt eine Ausstrahlung, die einfach anziehend wirkt. Und egal wie man aussieht, am Ende sollte man vor allem eins: sich selbst gefallen!

WAS IST EIGENTLICH ALTERN?

Während ich im Meer schwimme und mich vom Wasser treiben lasse, geht die Sonne in allen möglichen orangefarbenen Tönen idyllisch unter. Ein weiterer Tag in meinem Leben ist vergangen. Es wird Zeit, mich zu verjüngen. Geht nicht? Geht sehr wohl! Leider nicht bei mir, aber bei einer Qualle namens Turritopsis dohrnii, die in unseren Weltmeeren herumschwimmt und unsterblich ist. Wird sie verletzt oder Stress ausgesetzt, geht sie in ein früheres Stadium von sich selbst über und verjüngt sich. Dadurch ist die knapp fünf Millimeter große Qualle als einziges Tier auf dieser Welt unsterblich – außer natürlich, sie wird von einem größeren Tier komplett aufgefressen. Dann ist auch ihr Lebenszyklus vorbei.

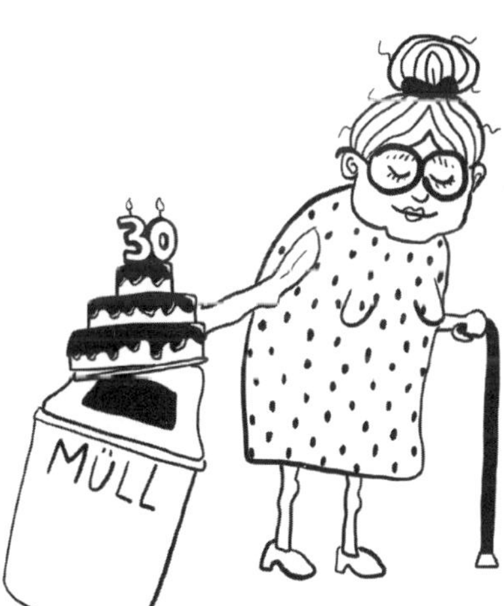

Frau ist nur so alt wie sie sich fühlt

Wir Menschen können uns leider nicht verjüngen, unsere Zellen teilen und kopieren sich. Man kann sich die Zellteilung wie einen Kopiervorgang vorstellen. Kopiert man ein Bild, ist die Qualität der Kopie ein wenig schlechter als das Original. Kopiert man eine Kopie, wird die Qualität des Bildes definitiv schlechter. Genauso geht es unseren Zellen – durch die Zellteilungen altern wir und werden anfälliger für Krebs, Schlaganfälle und Herzinfarkte, unser Stoffwechsel fährt herunter. Unsere Haut verliert ihre Spannkraft und wird faltig. Das kann man natürlich rein optisch mit Botox, Liftings oder Handyfiltern kaschieren, nur unsere Zellen werden dadurch nicht jünger.

Im Durchschnitt werden wir heute in Deutschland um die 80 Jahre alt, in den ärmsten afrikanischen Ländern beträgt die Lebenserwartung durch Krankheiten und Mangelernährung nur 32 Jahre. Der älteste Mensch der Welt, eine Französin, wurde 122 Jahre alt. Interessanterweise leben Frauen generell länger als Männer, wozu es viele Theorien gibt. Einige Wissenschaftler schieben es auf den männlichen Hormonhaushalt, der den Männerkörper schneller verschleißt. Auf die Idee kamen die Forscher, weil Eunuchen länger leben als Männer mit Hoden.

Andere Theorien gehen davon aus, dass Männer seltener zum Arzt gehen und mehr trinken, rauchen und ein riskanteres Leben führen. Eine wieder andere Theorie geht davon aus, dass wir Frauen durch unser doppeltes X-Chromosom besser vor Erbkrankheiten geschützt sind. In jedem Fall werden wir inzwischen alle, Männer und Frauen, dank Antibiotika und moderner Medizin verhältnismäßig sehr alt und haben deshalb im Alter natürlich auch vermehrt mit Verschleißerscheinungen wie Demenz, Krebs, Osteoporose und Arthrose zu kämpfen.

Auffällig ist besonders, dass manche Leute schon mit 50 Jahren die Fitness von 70-Jährigen haben, während andere mit 80 noch topfit sind und viel jünger wirken. Das biologische Alter stimmt manchmal also gar nicht mit dem chronologischen Alter überein. Woran liegt das?

Grundsätzlich können wir unseren Alterungsprozess beschleunigen oder ihn so langsam wie möglich ablaufen lassen. Um möglichst schnell zu altern, trinkt man viel Alkohol, setzt sich unter Stress, raucht, bräunt sich ohne UV-Schutz und nimmt mehr Kalorien zu sich – am besten in Form von weißem Zucker –, als man braucht. Durch diese ungesunden Lebensfaktoren wird die DNA angegriffen. Diese Attacken entstehen durch sogenannte freie Radikale.

Vor diesen freien Radikalen schützt sich unser Körper normalerweise mit Enzymen und Antioxidantien. Von außen kann man ihn bei diesem Kampf mit der Zufuhr von reichlich frischem Obst und Gemüse, vor allem Beeren, unterstützen. Bisher konnte – außer der »unsterblichen Qualle« Turritopsis – noch niemand den Kampf gegen das Altern gewinnen.

Bei der Haut nennt man Angriffe in Form von Radikalen übrigens Umweltalterung oder extrinsische Alterung, im Gegensatz zur intrinsischen Alterung, die uns eben in den Genen geschrieben steht.

Um in diesen Prozess eingreifen zu können und ihn zu verlangsamen, befassen sich weltweit Forscher und Pharmaunternehmen mit dem Thema Anti-Aging.

Es gibt dazu verschiedene Modelle und Signalwege, die bei Mäusen und Würmern das Leben sogar schon um das Zehnfache verlängern können. Wir Menschen sind aber viel komplexer als Würmer und an uns kann man nicht einfach so forschen. Wir leben auch nicht in einem Labor mit immer gleichen Bedingungen und gleichem Futter. Außerdem kann unser Alterungsprozess nicht wirklich gemessen werden. Angenommen man ernährt sich ab seinem 30. Lebensjahr optimal, trinkt keinen Alkohol, nimmt viele Antioxidantien zu sich und treibt Sport an der frischen Luft – wie könnte nun gemessen werden, ob man tatsächlich langsamer altert als zuvor?

Grundsätzlich kann sich in unserem Körper bis zur 24. Schwangerschaftswoche – da besitzen wir ungefähr die Größe eines Maiskolbens – Gewebe vollständig regenerieren. Wenn vor dieser Woche im Mutterleib operiert wird, kommt das Baby ohne jegliche Narbe auf die Welt. Ab der 24. Woche verliert unser Körper diese Fähigkeit und beginnt zu reparieren, was beschädigt wird. Er bildet Narben aus, wenn wir uns verletzen. In manchen Geweben, zum Beispiel beim Knorpel, fehlt dieser Mechanismus sogar vollständig. Wenn der Knorpel im Knie verschlissen ist, zum Beispiel durch Überbelastung oder einen Unfall, kann er sich nicht mehr reparieren.

Bei ein paar Dingen ist sich die Wissenschaft trotz der schwierigen Messbarkeit unseres Alterungsprozesses einig: Viel Wasser trinken, ein Kaloriendefizit und Kurzzeitfasten helfen unserem Körper, gesund zu bleiben. Frisches Obst und Gemüse, Mineralstoffe und Spurenelemente sind für unsere Zellen wichtig und versorgen unseren Körper mit allen wichtigen Mikronährstoffen. Industrielle Phosphate, wie sie in Geschmacksverstärkern, Konservierungsstoffen, Antioxidationsmitteln und Stabilisatoren verwendet werden, sind dagegen schädlich und verringern das Vorkommen des Proteins Klotho in unserem Körper.

Klotho wurde 1997 von japanischen Forschern entdeckt und kommt natürlicherweise in unserem Körper vor. Mit dem Alter haben wir immer weniger von dem Jungbrunnenprotein in uns. Menschen mit einer Genvariante, die dazu führt, dass mehr Klotho gebildet wird, leiden seltener unter Demenz und bekommen weniger Herzinfarkte. Bei Mäusen hält Klotho den Alterungsprozess sogar auf und verlängert ihr Leben im Labor um 30 Prozent. Seinen eigenen Klothospiegel kann man durch Sport und Probiotika, zum Beispiel »Joghurt mild« mit dem Bakterium Lactobacillus acidophilus, erhöhen. Daneben spielen die Energielevel in unseren Zellen eine sehr wichtige Rolle. NAD+ ist eines der vielversprechendsten Moleküle in der Anti-Aging-Forschung. Es ist für jede Zelle überlebenswichtig und mit dem Alter haben wir immer weniger davon im Körper. Wenn bei Mäusen der NAD+-Spiegel erhöht wird, leben sie länger, benehmen sich jugendlicher und sehen jünger aus.

BOTOX UND SCHÖNHEITSBEHANDLUNGEN UNTER DER LUPE

Große Poren, Pickel und Fältchen. Mit einem der drei Probleme wird jeder Mensch im Laufe seines Lebens sicher konfrontiert: die Hautalterung. Dieser Prozess ist vollkommen normal und durch keine Maßnahme aufzuhalten. Durch den Verzicht auf Alkohol und Zigaretten, genügend Schlaf und Sonnenschutz kann er verlangsamt, aber nicht aufgehalten werden. Die ersten Hautveränderungen beginnen zwischen dem 20. und 30. Lebensjahr. Es werden Kollagen und elastischen Fasern abgebaut, der Feuchtigkeitshaushalt und das Fettgewebe in der Unterhaut nehmen ab. Es entstehen die ersten Falten.

BOTOX

Das Wort botulus bedeutet übersetzt »Wurst«. Im 17. und 18. Jahrhundert wurde von Wurst- und Fleischvergiftungen berichtet. Einer unerklärlichen, tödlichen Seuche, die man »Botulismus« nannte: quasi die »Wurstkrankheit«. Erst der belgische Arzt Emile van Ermengem konnte das Rätsel aufklären. Er untersuchte einen Schinken, der mehrere Menschen vergiftet und getötet hatte. Der Arzt konnte aus dem verdorbenen Fleisch ein Bakterium isolieren, dass er kurzerhand »Bacillus botulinus« nannte.

Wir spritzen uns heute also die Wurstseuche ins Gesicht, und zwar nicht zu knapp. Im Jahr 2017 wurden in Deutschland um die 220.000 Botoxbehandlungen durchgeführt, Tendenz steigend. Das Medikament »Botox« ist jedoch aufgereinigt und löst als kosmetische Anwendung keinen Botulismus aus.

Obwohl das Wort »Nervengift« so gefährlich klingt, ist es zum kosmetischen Spritzen relativ harmlos. Durch Botox können keine bleibenden Schäden hervorgerufen werden, da die Wirkung nach drei bis sechs Monaten von selbst verschwindet.

Botox legt die Muskulatur lahm, und dadurch bildet sich auf der Gesichtshaut, die mit den Muskeln quasi verbunden ist, kein Fältchen mehr. Sehr tiefe Falten, die auch bei entspannter Gesichtsmuskulatur zu sehen sind, brauchen jedoch eine Weile, um sich zu glätten. Generell dauert es ein paar Tage, bis Botox wirkt, nach etwa zwei Wochen ist erst die volle Wirkung angekommen. Je nachdem, wie gut jemand spritzt, sehen die Ergebnisse maskenartig oder natürlich aus. In vielen Fällen kann der Laie nicht erkennen, ob ein paar Fältchen weggezaubert wurden.

Ich werde oft gefragt, ob man schon früh, also mit Anfang 30, mit Botox anfangen sollte. Grundsätzlich ist es schon relativ früh möglich, um das Entstehen von Falten hinauszuzögern. Eine gute Wirkung zeigt Botox dann, wenn Falten noch nicht »scharf« sind, also wenn sie bei entspannter Muskulatur noch von selbst wieder verschwinden. Grundsätzlich gilt hier meiner Meinung nach aber wie bei allen Schönheitseingriffen: Weniger ist mehr. Wer sich mit Anfang 30 ein Maskengesicht spritzen lässt, sieht nicht attraktiver aus als mit natürlicher Gesichtsmimik und dafür ein paar Fältchen. Das richtige Maß kann aber sehr gute Ergebnisse erzielen.

Botox wird heutzutage übrigens nicht nur zur Behandlung von Falten verwendet, sondern auch gegen übermäßiges Schwitzen sowie bei Migräne und Depressionen.

Psychiater aus Basel und Hannover spritzten Botox in ihrer Studie gegen Depressionen und legten die Zornesfalten lahm. Selbst beim Versuch, böse zu schauen und die Augenbrauen zusammenzuziehen, konnten die Teilnehmer es wegen des Botox nicht mehr. Die Hypothese dahinter: Unsere Emotionen wirken sich auf unsere

Mimik aus und umgekehrt. Der Versuch gelang. Die depressiven Symptome der Botox-Gruppe gingen in den folgenden Monaten im Schnitt um 50 Prozent zurück.

Das Ganze funktioniert im Übrigen auch andersrum. Wer sich ärgert und zum Lachen gebracht wird, weiß, wie schnell die Freudenhormone die Kampfhormone besiegen.

Zur Not kann man sich in ärgerlichen Situationen daher selbst austricksen: einfach 60 Sekunden lachen. Das breite Grinsen wird vom Hirn registriert, und die Rückmeldung der Muskeln und Nerven im Gesicht zu unserem Gehirn lautet: »Aha! Sie lacht! Das signalisiert uns Freude!«

HYALURONSÄURE/FILLER

Hyaluronsäure sieht wie ein durchsichtiges Gel aus und wird gespritzt, um Lippen zu vergrößern, Augenringe verschwinden zu lassen oder auch, um Nasolabialfalten weniger tief erscheinen zu lassen. Hyaluronsäure kommt in unserem Körper natürlicherweise vor und kann große Mengen Wasser an sich binden. Unser Auge zum Beispiel enthält zwei Prozent Hyaluronsäure, die 98 Prozent Wasser an sich bindet. Es besitzt durch diese Eigenschaften einen guten »Aufpolster-Effekt« und wird dort sehr gut eingesetzt, wo über die Jahre ein bisschen Volumen verloren gegangen ist. Oder eben wo die Natur vielleicht ein wenig Volumen vergessen hat und mehr gewünscht ist, zum Beispiel in den Lippen.

Hier gibt es aber anatomische Grenzen, nicht jede Lippe verträgt besonders viel Volumen. Wer sich zu viel wünscht oder schlecht beraten wird, landet schnell bei den sogenannten Schlauchbootlippen. Gerade bei den Lippen weichen die Meinungen stark voneinander ab. Viele Frauen finden eine besonders voluminöse Lippe schön, zum Teil auch wenn sich dadurch die natürlichen Proportionen völlig verändern und die Oberlippe plötzlich größer als die Unterlippe wird.

Wichtig zu beachten ist, dass bei Lippen die ethnische Herkunft eine große Rolle spielt, denn bei Asiatinnen, Afroamerikanerinnen und Europäerinnen gibt es unterschiedliche Balancen der Lippenregion.

Da Hyaluronsäure natürlicherweise in unserem Körper vorkommt, glauben viele, es sei gesünder als Botox. Beide Produkte haben aber ihre Vor- und Nachteile und werden für unterschiedliche Problemzonen eingesetzt. Zudem kann Hyaluronsäure im Gegensatz zu Botox ein Gefäß verstopfen, zumindest wenn es mit herkömmlichen Spritzen in die Haut eingebracht wird. Um dieses Risiko zu vermindern, gibt es eine alternative Technik mit stumpfen Kanülen, wodurch das Risiko nochmal deutlich minimiert wird.

Wichtig ist bei allen ästhetischen Therapien: nicht am falschen Ende sparen! Ein erfahrener Arzt kann die optimale Therapie oder Therapiekombination für die Problemstellen empfehlen und wird genauso über die Risiken und auch Vor-und Nachteile der jeweiligen Behandlung aufklären.

EINE GESELLSCHAFT IM SCHÖNHEITSWAHN?

Sie ist Schwedin. 25 Jahre alt, blonde Haare, schlanke Figur und ein hübsches Gesicht. Dann beginnt sie, sich immer wieder unters Messer zu legen. Die Lippen aufspritzen, die Nase operieren lassen. Die Brüste sind gemacht: Die junge Frau trägt jetzt BHs der Größe 85J. Ihre Taille soll schmaler werden, deshalb lässt sie sich auch Rippen entfernen. Nach unzähligen Operationen sieht sie aus wie eine Barbie, aber sie hört nicht auf mit den Operationen. Sie lässt sich ihre Augenfarbe ändern, in ein helles Blau. Da diese OP in Europa und den USA nicht angeboten wird, entschließt sie sich eben für Indien. Kurz darauf fliegt sie für einen weiteren Eingriff nach Istanbul. Auf ihrem Instagram-Profil kann man ihr Leben auf Schritt und Tritt verfolgen. Aber aus Istanbul meldet sie sich plötzlich nicht mehr. Bei der Operation scheint es Komplikationen gegeben zu haben.

Die Rede ist von Pixee Fox, die süchtig nach Schönheitsoperationen ist. Sie erholt sich bis heute von den Komplikationen ihrer letzten Operation.

Aber sie ist bei Weitem nicht die Einzige. Porno-Darstellerin »Sexy Cora«, die 2011 ihren Marktwert mit ihrer fünften Brustvergrößerung steigern wollte, fiel bei der OP ins Koma und starb. Die Welt der Stars und Sternchen ist voll von gemachten Gesichtern. Und auch im Alltag begegnen uns immer häufiger mehrfach operierte Frauen mit aufgespritzten Lippen. Macht Schönerwerden süchtig? Und vor allem: Führt es dazu, dass wir uns am Ende alle in unserem Körper nicht mehr wohl fühlen?

In der Realität habe ich viele Frauen erlebt, die wegen dieser Schönheitsideale leiden. Frauen, die sich beim Sex mit ihrem Partner schämen, weil die Brüste hängen. Übergewichtige Frauen, die sich nicht mit ihrem Kind ins Schwimmbad trauen – aus Angst, sich im Badeanzug in der Öffentlichkeit zu zeigen. Statt uns gegenseitig Mut zu machen, streben wir den Schönheitsidealen hinterher. Wir filtern unser Selfie mit einem Weichzeichner, posen für das perfekte Bild, und in Zeitschriften werden weibliche Stars mit »unperfekten Körpern« im Großformat im Bikini mit dem Text »Dellen-Drama« und »Schwabbel-Show« abgedruckt. Schönheit scheint ein erstrebenswerter Zustand zu sein, für den wir Frauen lebenslang Opfer bringen.

Ich wünsche mir für meine Tochter (sofern ich jemals eine Tochter haben sollte), dass sie sich für ihren Körper und ihr Äußeres nicht schämt. Dass sie nie das Gefühl hat, »nicht genug« zu sein, und Geld für Schönheitsoperationen spart. Aber verübeln könnte ich es ihr nicht … immerhin scheint »schön« mehr als »glücklich« und »zufrieden« besonders erstrebenswert zu sein. Ich frage mich, ob ich ihr überhaupt ein Vorbild sein könnte mit meinem Perfektionismus. Aber: Wie schafft man es, sich selbst mit allen seinen Schönheitsmacken so zu lieben, wie man eben ist? Mit der krummen Nase, der Cellulite, den fünf Kilo zu viel oder den flachen Brüsten? Wie schafft man es, einfach so mit seinem Äußeren glücklich und zufrieden zu sein?

Einige Wissenschaftler glauben, es hängt in erster Linie davon ab, was man vom Leben erwartet. Andere wiederum glauben, dass es von den Genen abhängt, wie glücklich wir im Leben jeweils sind. Ich weiß, dass ich in Phasen mit einem tollen Bikini-Body nicht glücklicher war als ohne. Und trotzdem strebe ich nach jedem Winter mit ein paar Kilo zu viel auf der Hüfte zwanghaft diesen Zustand wieder an.

Das gleiche Paradox gilt übrigens auch für Schönheitseingriffe: Sie machen nicht glücklicher. Denn durch größere Brüste allein findet sich kein Traumpartner, eine neue Nase garantiert keinen beruflichen Erfolg. Ein solcher Eingriff kann ein Push für das eigene Selbstbewusstsein sein, dies bestätigen auch aktuelle Studien. Die große Mehrheit der Patienten fühlt sich nach einer Schönheitsoperation sogar glücklicher, zufrieden und attraktiver als vor dem Eingriff.

Trotzdem nimmt uns die Umwelt als die Person wahr, die wir sind. Hat der Patient die Wunschvorstellung, dass sich sein Leben durch einen Schönheitseingriff in vielen Bereichen bessern und er ein ganz anderer Mensch wird, könnte eine psychologische Beratung sinnvoll sein.

Ob Diät, Operation oder gar nichts: Seinen Körper so zu lieben, wie er ist – das sollte unser aller Ziel sein.

FRAUEN UND IHR GEWICHT

Ab morgen mache ich Diät. Wirklich jetzt. Vielleicht Kurzzeitfasten. Oder zumindest keinen Zucker. Ins Fitnessstudio gehe ich auf jeden Fall mal wieder.

Morgen ist im Zusammenhang mit Diäten ein sehr dehnbarer Begriff. Und dass man besser sein Leben umstellt, als eine Diät zu machen, haben wir auch begriffen.

Das macht es mir aber ehrlicherweise auch nicht leichter, auf Eis und Lasagne zu verzichten. Dünn sein gilt als schön, dick sein nicht. Ein Leben lang strebe ich schon nach einem besseren Körper, schlanker, trainierter, straffer. Niemand scheint heutzutage mehr mit seinem Körper zufrieden zu sein. Eine traurige Entwicklung.

Wenn ich im Nachtdienst durch die Flure geistere, nehme ich im Schwesternzimmer auch gerne mal ein paar Süßigkeiten mit, ohne Hunger zu haben. Gleiches gilt auch für Süßigkeiten außerhalb des Schwesternzimmers, sie müssen nur in Sichtweite herumliegen, und ich komme auf die Idee, sie essen zu wollen. Wenn ich doch nur mal mein Hunger- und Sättigungszentrum austricksen könnte!

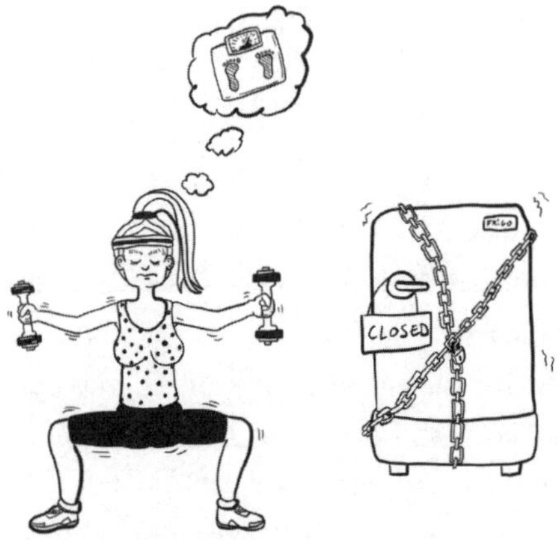

Jede Diät – Tag 1

Dieses Zentrum liegt im Zwischenhirn und bekommt Signale von unserem Körper. Wenn unser Blutzuckerspiegel sinkt, weiß unser Gehirn schon längst Bescheid und will Nachschub. Weitere Informationen bekommt unser scheinbar allmächtiges Hirn von unserem Magen, der sich meldet, wenn er leer ist, vom aktuellen Insulinspiegel und vom sogenannten Leptin, quasi dem Fettzellenreservehormon.

Insulin wird von unserer Bauchspeicheldrüse ausgeschüttet, wenn viel Zucker in unserem Blut umherschwimmt. Es transportiert Zucker aus unserem Blut in die Zellen hinein.

Leptin hingegen wird von unseren Fettzellen produziert und ausgeschüttet und gibt unserem Gehirn eine Auskunft darüber, wie viele Fettreserven wir haben. Wenn wir mehr Kalorien essen, als wir brauchen, wandelt unsere Leber diese in Fett um, und unsere Fettzellen schwellen an. Sie schütten mehr Leptin aus – eigentlich ein Signal für unser Gehirn, den Appetit ein wenig zu drosseln. Bei Diäten sinkt die Leptinkonzentration deutlich, wodurch Heißhunger ausgelöst werden kann. Es verändert sich sogar der Geschmackssinn, um uns mehr Essen schmackhaft zu machen.

Das echte Hungergefühl ist ein Signal unseres Körpers, ein Zeichen, irgendetwas zu essen, um satt zu werden. Anders verhält es sich mit dem Appetit: Dieser bezeichnet einfach nur die Lust, etwas essen zu wollen, und ist bei vielen Menschen der Grund, dass sie wesentlich mehr essen, als zur Sättigung notwendig wäre.

Geruch, Geschmack, Temperatur und Optik spielen eine wichtige Rolle. Ein großes Nahrungsangebot, zum Beispiel bei einem Buffet, fördert unabhängig von der Sättigung unseren Appetit.

Diese Vorgänge passieren automatisch in unserem Gehirn, und es ist deshalb auch nicht einfach, diese Schaltkreise auszutricksen. Mit der Logik »Wenn ich dieses leckere Stück Kuchen und den Latte Macchiato nicht esse, werde ich mir 600 Kalorien sparen und komme meinem Ziel von der Traumfigur näher« kommen wir nur mit sehr eisernem Willen gegen unser »Unterbewusstsein« an. Und dann erfordert es knallhart Disziplin, um Verhaltensweisen zu ändern. Bis sie in Fleisch und Blut übergehen, dauert es mindestens drei Wochen, eher drei Monate. Wissenschaftler sind sogar der Meinung, dass es eher drei Jahre dauert, bis sich neue Essgewohnheiten wirklich gefestigt haben. Deshalb ist die Veränderung im Essverhalten besonders gut geeignet, die man am besten in seinem Leben umsetzen kann.

Wer Nudeln und Kohlenhydrate liebt, wird es schwer haben, sein ganzes Leben darauf zu verzichten. Wer überhaupt nicht gerne kocht und beruflich permanent unterwegs ist, für den eignet sich keine Diät, bei der speziell gekocht und eingekauft werden muss.

Was auch ein bekannter und erwiesener Effekt von länger andauernden Hungerzuständen ist: die Fixierung aufs Essen. Ehrlich gesagt, kenne ich es von mir selbst auch. In Phasen einer Diät oder auch kurz danach denke ich permanent ans Essen. Und nach einer ersten Hoffnungsphase mit hart erkämpften minus zwei Kilo fällt es schwerer und schwerer durchzuhalten. Ich versage! Immer mehr Ausnahmen führen zu plus 2,5 Kilo, und ich bin nicht nur schwerer als zuvor, sondern auch frustriert bis auf die Knochen.

Ich finde mich immer etwas zu dick, obwohl ich vollkommen normalgewichtig bin. Gleiches belegte eine Studie aus Glasgow. Viele Frauen mit normalem Gewicht schätzen sich als zu dick ein, während Männer, die tatsächlich übergewichtig sind, sich kaum Gedanken darüber machen.

ROUTINE HILFT

Einfacher als alte Gewohnheiten abzulegen, ist es übrigens, neue zu etablieren. Am Anfang müssen Dinge ganz bewusst getan werden, zum Beispiel abends nach der Arbeit noch eine Runde joggen zu gehen. Im Bestfall wird dies zur Routine und funktioniert ganz automatisch. Der beste Anreiz sind gute Belohnungen, zum Beispiel ein frisch gekochtes Abendessen oder ein heißes Bad. Es kann auch eine Liste geben, auf der nach dem Sport ein Haken gemacht wird. Bei zehn gesammelten Haken gibt es eine Massage. Je konkreter und direkter der Lohn, desto besser, um ein Verhalten zu etablieren. Die schwammige Aussicht, irgendwann mal schlanker zu sein, reicht unserer Psyche nicht langfristig, um neue Gewohnheiten zu erlernen.

Daneben hilft ein Wenn-dann-Plan: Wer jeden Abend auf sein Dinner verzichten möchte, aber direkt in der ersten Woche auf ein Businessdinner mit Drei-Gänge-Menü eingeladen ist, plant vorher schon ein, was getan werden kann. »Wenn das Businessdinner ein Drei-Gänge-Menü wird, verzichte ich auf das Dessert. Wenn es à la carte ist, bestelle ich mir einen Salat.« Von solch unerwarteten

Dingen lässt man sich sonst schnell von seinem Plan abhalten, fühlt sich inkonsequent und lässt es dann häufig ganz bleiben.

Aber ist denn dieser ganze Diätwahnsinn überhaupt gesund? Erst hieß es, die Fette seien böse, dann waren sie wieder gut, Kohlenhydrate haben den umgekehrten Weg hinter sich. Smoothies werden als besonders gesund verkauft, gleichzeitig haben sie einen viel zu hohen Fruchtzucker.

Was die Ernährung angeht, sind wissenschaftlich nur wenige Dinge bewiesen. Dazu zählt: Übergewicht ist definitiv ungesund. In Tierversuchen wurde außerdem beobachtet, dass Kalorienbeschränkung und Fasten lebensverlängernd wirken. Zunächst nur in Mäuseversuchen, aber eine Maus ist eben kein Mensch, und das Ergebnis kann nicht einfach so übertragen werden. Zuletzt wurde auch in Versuchen mit Rhesusaffen bewiesen, dass Kalorienrestriktion lebensverlängernd wirkt. Ob Fasten nun besser ist als die dauerhaft beschränkte Aufnahme von Kalorien, ist letztlich noch nicht umfassend bewiesen. Man könnte sagen: Beides ist gut, allerdings nur in Kombination mit ausreichend Nährstoffversorgung – einfach nur hungern ist nicht gesund. Genügend frisches Gemüse, Eiweiß und essenzielle Fette müssen definitiv auf dem Tisch und in unseren Zellen landen. Vor allem darf man sich damit nicht zu sehr stressen, denn Stress schadet unseren Zellen auch eindeutig.

ESSEN UND LANGLEBIGKEIT

Sehr interessant ist auch das: Die Japaner haben von allen Menschen die höchste Lebenserwartung und sind auch im hohen Alter noch außerordentlich fit. Ernährungswissenschaftler führen dies auf die gesunde Kost zurück, was eine Beobachtungsstudie mit knapp 80.000 Menschen gezeigt hat. »Vielleicht haben die einfach bessere Gene?« wäre eine berechtigte Frage. Aber dieser Faktor ist unwahrscheinlich. Denn Japaner, die in den USA leben, gleichen sich mit ihrer Lebenserwartung an die der Amerikaner an. Während in den USA über 33 Prozent der Menschen adipös sind, also krankhaft übergewichtig, sind es in Japan nur knapp drei Prozent. Und dabei ist das japanische Hauptnahrungsmittel ein Kohlenhydrat, nämlich Reis. Sie essen auch Nudeln, Pasta und Brot. An zweiter Stelle essen sie Gemüse und Fleisch; Fisch und Eier stehen bei ihnen an dritter Stelle. Obst und Milchprodukte kommen selten auf den Tisch. Die Zutaten werden überwiegend gegrillt, gedämpft oder gedünstet und selten gebraten oder gekocht. Unsere Ernährungspyramide in Deutschland empfiehlt mehr Obst und mehr Fleisch sowie speziell Fette und Öle – diese sind im »japanischen Ernährungskreisel« gar nicht aufgeführt.

Das Ergebnis der großen »Japan Public Health Center-based Prospective Study«, die über 36.000 Männer und knapp 43.000 Frauen umfasste, ergab: Frauen und Männer, die sich entsprechend den Regeln des japanischen Nahrungskreisels ernähren, hatten eine um 15 Prozent verminderte Gesamtsterblichkeit. Dieser Effekt war »dosisabhängig«, in der Medizin ein Hinweis auf den Zusammenhang von zwei beobachteten Fakten. Jeder Anstieg im Ernährungsscore um zehn Punkte war mit der Reduktion der Sterblichkeit um sieben Prozent verbunden. Sprich: Je mehr sich eine Person an den Ernährungskreisel hielt, desto mehr hat sich in der Studie die Sterblichkeit verringert.

Es geht aber neben dem »Was« auch um das »Wieviel«. Japaner essen, bis sie keinen Hunger mehr haben, wir Deutschen essen eher, bis wir satt sind. Das ist ein kleiner, aber feiner Unterschied. Zudem essen Japaner nicht gerne zweimal am Tag das Gleiche. Ihre Philosophie ist Abwechslung in Farbe und Form. Wenn es bei uns als Gemüse Spinat gibt, gibt es dort einen bunten Teller mit verschiedensten Gemüsesorten. Während ein Frühstück in Japan aus

30 verschiedenen Zutaten bestehen kann, sind es in Deutschland im Schnitt drei: Brot, Butter, Marmelade. Oder: Brötchen, Margarine, Käse. Oder: Cornflakes und Milch. Japaner lieben es außerdem, den eigentlichen Geschmack des Essens zu schmecken, und überwürzen und verkochen ihr Essen nicht.

Vielleicht kommt jetzt nach Low-Carb und Kurzzeitfasten die Japan-Diät? Ich wäre definitiv dabei. Vor allem, weil die Japaner eine gesunde Einstellung zum Essen haben!

ICH PLAN DANN MAL MEINE FRUCHTBARKEIT

WIE ALT BIST DU WIRKLICH?

Sibel und ich sitzen auf einer kleinen Parkbank vor der Uniklinik. Es ist einer dieser wunderschönen ersten Sommertage und wir wollen ein paar Sonnenstrahlen einfangen. Das Mittagessen haben wir auch gleich dabei, ein Fleischkäsebrötchen aus dem Supermarkt gegenüber der Klinik. Nicht gesund, nicht vegan, aber zweckmäßig und praktisch in der kurzen Mittagspause. Da sitzen wir nun auf der Bank und futtern, der Park ist grün, es riecht nach frisch geschnittenem Gras, kleine Insekten fliegen umher. Die Atmosphäre ist idyllisch. Ich muss es ihr sagen. »Ähm.«

Sibel schaut mich mit ihren braunen Augen an. »Was, ähm?«

Ich winke ab: »Ach, nichts.«

Sibel zündet sich eine Zigarette nach dem Essen an und ich bemerke den Ketchupfleck auf meiner weißen Klinikkleidung. »Na klasse, als hätte ich es gewusst.«

Sibel lacht: »Ja, das hätte ich dir auch vorhersagen können. Das ist so typisch Lena.«

Hm, na ja, ein bisschen was Wahres ist schon dran an der Aussage. Da bin ich nun 29,9 Jahre auf der Welt und konnte immer noch weder richtig essen noch trinken. Diese weißen Klamotten sind aber auch fleckenanfällig!

Mein aktuelles Problem war aber viel tiefer gehender als der Ketchupfleck auf dem Kittel: Ich wurde bald 30.

Und genau damit hatte ich ein kleines Problem. »Sibel, ich muss dir was sagen.« Ich habe ihre volle Aufmerksamkeit. Sie schaut mir direkt in die Augen.

»Ich. Also ich werde nicht 29, sondern 30 am Dienstag.« So, jetzt war es raus. Meine Lüge der letzten Jahre.

Völlig verdutzt blinzelt sie zweimal, um dann in schallendes Gelächter auszubrechen. »Dann bist du doch älter als ich! Du bist so ein Trottel.« Vor Lachen fällt sie gleich von der Parkbank, denke ich und muss mitlachen. »Wieso hast du mir denn ein falsches Alter gesagt?«, fragt sie mich. Was für eine Frage, dachte ich mir. »Na, ich wollte halt nicht so alt sein.«

Denn ich hatte aus irgendeinem Grund einen Plan für mein Leben im Kopf. Wie ich es eben gerne hätte. In den 20ern studieren und die Welt bereisen, mit Ende 20 meinen Traummann in einem wunderschönen Brautkleid heiraten und mit Anfang 30 ein oder lieber zwei Kinder bekommen. In den letzten Jahren entwickelte sich nur leider gar nichts in diese Richtung, und so beschloss ich an meinem 27. Geburtstag, einfach nochmal 27 zu werden. Ich erzählte allen Leuten, die ich ab diesem Zeitpunkt kennenlernte, eben genau das. Mit 29 war ich dann eben 28 und so weiter. Nachprüfen tut es ja doch keiner, und zumindest rein oberflächlich habe ich mir diesen Druck »Ich werde 30 und habe keine Familie, keinen Heiratsantrag und bin stattdessen Single« etwas genommen. Jetzt stand mir aber dieser 30. Geburtstag allen Ernstes bevor und ich wollte den kleinen Schummler in meinem Lebenslauf zumindest bei meinen engeren Freunden korrigieren.

Marius, meinen liebsten Studienfreund, hatte ich schon gestern eingeweiht. Der hat völlig entgeistert erst mal nachgefragt, ob das mein Ernst ist. Und dann leicht verdutzt gefragt: »Ja, aber ist denn das Alter so wichtig, ob man jetzt mit 28 oder 31 eine Familie gründet? Oder sogar mit 36?« Guter Punkt.

Ist denn eine Zahl im Leben so wichtig? Und wenn ja, warum?

ALLES PILLE ODER WAS?

Die Möglichkeit, sicher zu verhüten, und die Planung unserer Fruchtbarkeit sind für uns absolut selbstverständlich. Zunächst wünschen wir uns meist noch keine Familie: erst mal die Schule, Ausbildung oder das Studium beenden und mit beiden Beinen fest im Leben stehen.

Noch im 19. Jahrhundert galt jedes Mittel, das den natürlichen Zweck des ehelichen Koitus vereitelte, als gegen die Natur und deshalb unmoralisch. Ungewollte Kinder waren daher sehr häufig und Findel- oder Waisenhäuser voll von Babys, die von ihren Müttern ausgesetzt worden waren. Oft konnte eine Familie ein weiteres Kind nicht versorgen oder die Kinder wurden unehelich oder durch Gewaltakte gezeugt. Es gibt Geschichten und Gerichtsurteile von Dienstmägden, die durch eine uneheliche und somit unmoralische Schwangerschaft so in Not und Panik gerieten, dass sie ihre Schwangerschaften versteckten und das Neugeborene erstickten.

Es gab also viele Gründe, die Frauen früher unter anderem zu illegalen Taten – so auch Schwangerschaftsabbrüchen – trieben. Hebammen, Ärzte oder Heiler, die solche Abbrüche durchführten, wurden als »Engelmacher« bezeichnet.

Mit Einführung der Pille bekamen wir Frauen dann erstmals die Kontrolle über unsere Fruchtbarkeit – eine Revolution! Frauenzeitschriften berichteten über die Tabletten gegen die Schwangerschaft, und die Erfindung verbreitete sich rasant in der ganzen Welt – und das alles ist tatsächlich erst knapp 60 Jahre her.

Auch ich wollte die Pille in jungen Jahren. Mit knapp 16 – und eigentlich zu früh, fand meine Mutter. Sehr zu meinem Leid musste ich mit meiner Mutter zusammen zum Frauenarzt. Nicht unbedingt der Traum einer 16-Jährigen. Ich hoffte also, möglichst schnell aus dieser Sache wieder raus zu sein – mit Pillenrezept natürlich. Das Beratungsgespräch war ähnlich wie Mathe: Ich schaute interessiert, hörte aber nicht richtig zu. Weil ich mich ausschließlich auf den Stuhl mitten im Zimmer konzentrieren konnte, der aussah wie ein mittelalterliches Foltergerät. »Was, wenn ich da jetzt drauf muss?« ging es mir durch den Kopf. Zehn Minuten später war es geschafft, ich stand wieder in einem Stück auf der Straße – mit dem heiß ersehnten Pillenrezept in der Hand. Und zu meiner großen Erleichterung blieb es nur beim Aufklärungsgespräch.

Inzwischen bin ich doppelt so alt und Dauergast beim Frauenarzt. Denn: Ich versuche ein passendes Verhütungsmittel zu finden. Und das ist gar nicht mal so einfach. Nach sieben Jahren ohne Probleme mit meiner Pille bekam ich plötzlich Flecken im Gesicht, die wie niedliche Sommersprossen angefangen haben und zu dunklen Pigmentflecken wurden, auch Chloasma genannt. Am Anfang nahm ich sie als Sommersprossen hin – auf der Stirn und der Oberlippe. Auf der Oberlippe? Ja, an sonnigen Tagen sagte man mir einen Oberlippenbart aus dunklen Flecken nach. Das war zu viel des Guten.

Da diese ganze Hyperpigmentierung hormonell bedingt ist, habe ich eine andere Pille ausprobiert. Daraufhin hatte ich schlagartig durch Wassereinlagerung zwei Körbchengrößen mehr. Also wieder umgesattelt. Diesmal auf den Verhütungsring. Der klappte erst ganz gut, aber dann war ich der Meinung, er verändere mein Gemüt, und hormonfrei wäre sowieso viel besser. Lag gerade im Trend. Also weg mit dem Ring und weg mit den Hormonen. Ein Verhütungscomputer wurde bestellt. Nachdem ich die Pille zwei Monate abgesetzt und brav jeden Morgen im Halbschlaf minutenlang ein Thermometer im Mund stecken hatte, um meine Basaltemperatur zu erfassen, fielen mir plötzlich die Haare aus. Und ich sah aus wie ein Streuselkuchen. »Na wunderbar. Meine Hormone drehen durch!«

Ich las nach, dass sich der Körper nach wenigen Monaten hormonell wieder ausbalanciert. Aber es passierte nicht. Nach einem halben Jahr Haarverlust und diversen Haar-Vitamin-Pillen, einer Haut wie einem pubertierenden Teenager, Leberentgiftungen, basischer Diät und einem Zykluscomputer, der mit meinem Lebensstil nicht kompatibel ist, wollte ich wieder ein anderes Verhütungsmittel. Aber welches?

Welche Verhütungsmittel gibt es überhaupt und wie sicher sind sie? Mit welchen Vor- und Nachteilen muss man rechnen?

Meine Erkenntnisse fasse ich im nächsten Kapitel zusammen. Dieses ersetzt natürlich niemals einen Arztbesuch – er dient der fach- und sachgerechten Darstellung aller Optionen, frei von subjektiven Meinungen und Erfahrungen.

Übrigens: Der Pearl-Index gibt uns einen Anhaltspunkt, wie sicher ein Verhütungsmittel ist, und bezieht sich auf die perfekte Anwendung. Geplatzte Kondome, vergessene Pillen oder herausgerutschte Spiralen zählen in diese Statistik nicht mit hinein. Ohne jegliche Verhütung liegt er bei einer gesunden jungen Frau in ihren 20ern bei 85. Das bedeutet, dass von 100 Frauen innerhalb eines Jahres 85 schwanger werden. Der Pearl-Index ist statistisch nicht ganz sauber, da er nicht definiert, wie oft Paare Geschlechtsverkehr haben oder ob dies überhaupt im fruchtbaren Zeitfenster stattfindet. Dennoch ist er der weltweit verwendete Index und dient als Richtwert für die Sicherheit einer Maßnahme.

Übrigens: Die erste Pille für den Mann wurde in frühen Studien getestet. Sie soll die Spermienbildung hemmen und greift in den männlichen Hormonhaushalt ein. Ob sie die weiteren Tests erfolgreich bestehen wird und tatsächlich auf den Markt kommt, wird sich zeigen. Ob die Männer sie dann freiwillig einnehmen auch.

AUF EINEN BLICK: DIE VERHÜTUNGSMITTEL-BEWERBUNGSMAPPE

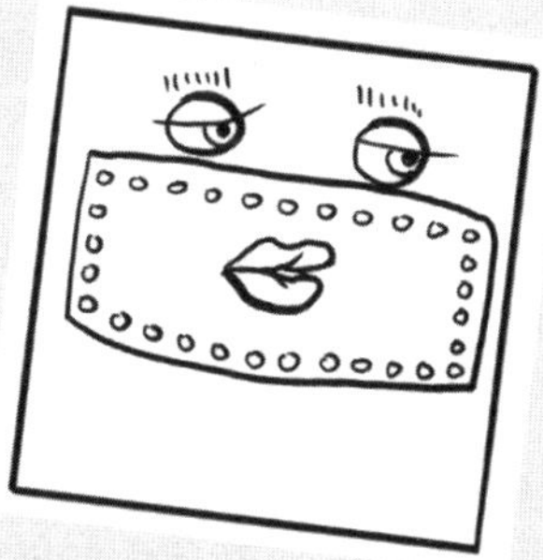

ICH BIN DIE PILLE

- Tägliche Einnahme um die gleiche Zeit
- Hormonhaltig
- Geburtsjahr: 1960
- Nebenwirkungsprofil der hormonellen Verhütungsmittel
- Pearl-Index 0,1–0,9

»Weniger als eine von 100 Frauen, die mich innerhalb eines Jahres nehmen, werden trotzdem schwanger«

- ✔ Für junge Frauen bis ca. 35 geeignet
- ✘ Nicht für Raucherinnen, sehr übergewichtige Frauen oder bei erhöhtem Risiko für eine Thromboembolie
- ✘ Kein Schutz vor Geschlechtskrankheiten
- ✘ Bei Erbrechen oder Durchfall kann meine Wirkung verloren gehen.
- ✘ Johanniskraut, manche Antibiotika, Antiepileptika und andere Medikamente können meine Wirkung mindern

Hi!
Ich wurde am 23. Juni 1960 in Deutschland geboren und bin das beliebteste Verhütungsmittel. Weltweit nehmen mich täglich rund 100 Millionen Frauen ein.

Ich enthalte als Kombinationspräparat künstlich hergestellte Abkömmlinge des Östrogens, das zum Beispiel Ethinylestradiol heißt, und des Progesterons, oft in dem Zusammenhang mit dem Überbegriff Gestagen bezeichnet. Diese beiden Hormone werden in großen Mengen auch bei der Schwangerschaft von deinem Körper produziert und hemmen das Heranreifen einer neuen Eizelle. Ich täusche deinem Körper mit meinen zwei Wirkstoffen also eine Schwangerschaft vor, und es reift kein Ei heran, das befruchtet werden kann. Meine Gestagene verdicken zusätzlich noch deinen Schleim im Muttermund und so können Spermien schlechter hindurch.

Es gibt mich aber auch als reine Gestagenpille, dann wird nicht immer das Heranreifen einer neuen Eizelle gehemmt. Ich verhindere dann vor allem das Eindringen der Samenzellen am Muttermund.

Wenn du mich 21 Tage lang eingenommen hast, folgt eine siebentägige Pillenpause. In der Zeit kann dein Körper den festen Gebärmutterschleim nicht mehr halten, und es kommt zu einer Blutung, in Fachkreisen auch »Pseudomenstruation« genannt. Meine Entwickler haben diese Pause der Natur nachempfunden, weil sie vermutet haben, dass Frauen es unnatürlich fänden, gar keine Menstruation zu haben. Du kannst diese monatliche Blutung auslassen, wenn ein Urlaub oder

Schwimmwettkampf ansteht. Dann lässt du die Pause weg und fängst direkt mit der neuen Packung an.

Ich habe in der Regel eine positive Wirkung auf Haut und Haare, und auch bei Akne gibt es spezielle Formen von mir, die besonders gut geeignet sind. Ich werde manchmal auch außerhalb der Verhütungsmaßnahmen verschrieben, zum Beispiel um eine Endometriose in Schach zu halten, übermäßige Blutungen zu regulieren und Zyklusunregelmäßigkeiten zu beheben. Auch bei PCO, Haarausfall und Hirsutismus, der übermäßigen Behaarung von Frauen, werde ich erfolgreich eingesetzt.

Viele Frauen wollen mit mir ihre Brüste vergrößern, was nicht wirklich funktioniert. Zwar kann es durch meine Einnahme zu Wassereinlagerungen führen, diese können aber mit der Zeit wieder verschwinden oder auch am ganzen Körper auftreten.

Inzwischen gibt es Erkenntnisse aus 50 Jahren Forschung mit mir und meinen Nebenwirkungen, die ich hier zusammenfasse:

Ich bin ein Arzneimittel und deshalb gibt's mich nur auf Rezept. Ich bin also eigentlich nicht so leicht zu haben. Häufige Nebenwirkungen bei meiner Einnahme sind z.B. Kopfschmerzen, Unlust auf Sex, Übelkeit, Brustspannungen und -verhärtungen, Wassereinlagerungen, Gewichtszunahme, Scheidenentzündungen, Stimmungsschwankungen, Akne und schmerzhafte Regelblutungen. Diese Nebenwirkungen und auch die Risiken gelten nicht nur für mich, sondern für alle hormonhaltigen

Verhütungsmittel aus meiner Familie, die sich gleich nach mir vorstellen.

Dein Risiko für einen Herzinfarkt oder Schlaganfall ist höher, wenn du mich nimmst. Gleiches gilt für Venenthrombosen und Lungenembolien. Bei der Thrombose bildet sich ein kleiner Blutklumpen in den Venen, häufig in einem Bein, das daraufhin dick und warm wird. Oder der Blutklumpen wandert mit dem Blutstrom Richtung Herz und Lungenkreislauf und bleibt dort stecken: Eine sogenannte Lungenembolie ist die Folge.

Umgerechnet in Zahlen sieht das Risiko so aus: Von 10.000 Frauen ohne Verhütung und ohne Schwangerschaft erleiden zwei eine venöse Thrombose. Bei Frauen, die eine Pille aus der ersten und zweiten, teilweise dritten Generation anwenden, sind es fünf bis sieben pro 10.000. Mit den in Pflastern und Vaginalringen sechs bis zwölf, unter den Pillen der dritten bis vierten Generation sind bis zu zwölf Fälle pro Jahr zu erwarten.

Deshalb solltest du mich nicht nehmen, wenn du starkes Übergewicht hast, über 35 Jahre alt bist, rauchst, unter Migräne leidest oder eine Thromboembolie selbst oder in der Familie gehabt hast. Das alles erhöht nämlich deine Wahrscheinlichkeit für eine Thrombose oder Lungenembolie.

Dass ich das Krebsrisiko pauschal erhöhe, stimmt so nicht ganz. Pillen-Anwenderinnen haben sogar ein verringertes Risiko für Darmkrebs (19 Prozent), Tumoren der Eierstöcke (33 Prozent) und des Endometriums (34 Prozent). Dies hat eine Studie mit über 46.000 Frauen in einem Beobachtungszeitraum von bis zu 44 Jahren gezeigt. Ein leicht erhöhtes Risiko haben meine Anwenderinnen dafür bei Brust- und Gebärmutterhalskrebs. Jenny Chang-Claude, Leiterin der Arbeitsgruppe Genetische Epidemiologie am Deutschen Krebsforschungszentrum Heidelberg, fasst für euch zusammen: »Was hier noch mal belegt wird, ist, dass Frauen, die die Pille genommen haben, auch langfristig keine Sorgen vor Krebs haben müssen.«

Ich kann Stimmungsschwankungen und Depressionen verursachen. In einer Studie aus Dänemark wurde bei über einer Million Frauen festgestellt: Nutzerinnen von Gestagen-Pillen wurde zu 34 Prozent häufiger ein Antidepressivum verschrieben. Das Risiko für die Verordnung war sechs Monate nach der ersten Verschreibung und bei jungen Patientinnen am höchsten.

Das Deutsche Ärzteblatt fasst es schön zusammen: »Für die einzelne Anwenderin ist das absolute Risiko nicht sehr hoch. Von 100 jungen dänischen Frauen erhalten in einem Jahr 1,7 Prozent ein Rezept für ein Antidepressivum. Unter den Anwenderinnen von hormonellen Kontrazeptiva betrug die jährliche Rate 2,2 Prozent. Die Häufigkeit einer stationären Behandlung aufgrund einer Depression könnte von 0,28 auf 0,3 Prozent pro Jahr ansteigen.«

Wenn du mich einnimmst, solltest du regelmäßig jedes halbe Jahr deine Frauenärztin besuchen. Hier wird zum Beispiel der Blutdruck kontrolliert, um Veränderungen festzustellen.

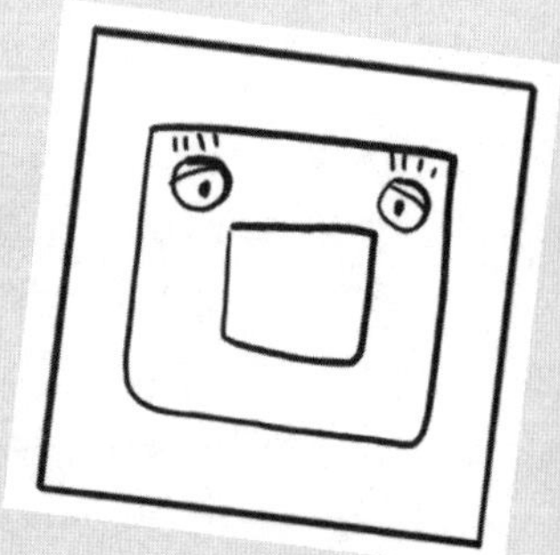

MAN NENNT MICH HORMONPFLASTER

- » Drei Wochen Pflaster, eine Woche Pause
- » Hormonhaltig
- » Geburtsjahr: 2003
- » Nebenwirkungsprofil mit dem der Pille vergleichbar
- » Pearl-Index 0,7–0,9

»Weniger als eine von 100 Frauen, die mich innerhalb eines Jahres nehmen, werden trotzdem schwanger.«

- ✔ Für junge Frauen bis ca. 35 geeignet
- ✘ Nicht für Raucherinnen, sehr übergewichtige Frauen oder bei erhöhtem Risiko für eine Thromboembolie
- ✘ Kein Schutz vor Geschlechtskrankheiten
- ✘ Johanniskraut sowie manche Antibiotika, Antiepileptika und andere Medikamente können meine Wirkung mindern.

Hallo zusammen,
ich bin die Schwester von der Pille und funktioniere im Prinzip ganz ähnlich, nur die Hormonfreisetzung ist anders.

Mich klebst du immer für sieben Tage auf die Haut. Nach drei Wochen machst du eine pflasterfreie Pause. In manchen Fällen kann es zur Rötung der Haut kommen. Ich bin besonders geeignet für Frauen, die häufig erbrechen oder Durchfall haben, weil ich immer und konstant meine Hormone über die Haut abgebe. Weil ich ein Hormonpräparat bin, sind meine Risiken vergleichbar mit der Pille.

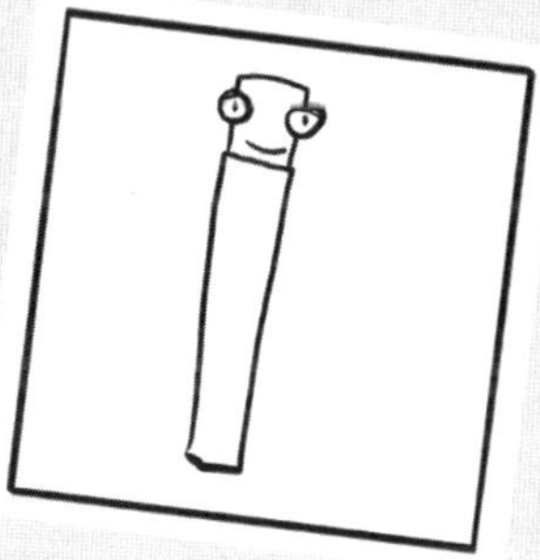

ICH BIN EIN HORMONSTÄBCHEN

- Drei Jahre bleibe ich in deinem Oberarm, dort werde ich eingesetzt.
- Hormonhaltig
- Geburtsjahr: 2000
- Nebenwirkungsprofil mit dem der Pille vergleichbar
- Pearl-Index 0–0,1

»Weniger als eine von 1000 Frauen, die mich innerhalb eines Jahres nehmen, werden trotzdem schwanger.«

- ✔ Für junge Frauen bis ca. 35 geeignet
- ✘ Nicht für Raucherinnen, sehr übergewichtige Frauen oder bei erhöhtem Risiko für eine Thromboembolie
- ✘ Kein Schutz vor Geschlechtskrankheiten
- ✘ Johanniskraut sowie manche Antibiotika, Antiepileptika und andere Medikamente können meine Wirkung mindern.

Guten Tag,
Ich bin ein Cousin der Pille. Ich habe eine sportliche, schlanke Figur und bin so groß wie ein Streichholz. Ich enthalte kein Östrogen, genauso wie die Minipille enthalte ich nur ein Gestagen. Ich werde von deinem Arzt mit einer kleinen Betäubungsspritze in die Haut deines inneren Oberarms geschoben und kann bis zu drei Jahre dort bleiben. Wenn du dich erbrichst oder Durchfall hast, stört es mich nicht. Ich wirke trotzdem. Weil ich ein Hormonpräparat bin, sind meine Risiken vergleichbar mit der Pille.

ICH HEISSE VAGINALRING

» Drei Wochen bleibe ich in der Vagina.
» Hormonhaltig
» Geburtsjahr: 2003
» Nebenwirkungsprofil mit dem der Pille vergleichbar
» Pearl-Index 0,4–0,6

»Weniger als eine von 100 Frauen, die mich innerhalb eines Jahres nehmen, werden trotzdem schwanger.«

✔ Für junge Frauen bis ca. 35 geeignet
✘ Nicht für Raucherinnen, sehr übergewichtige Frauen oder bei erhöhtem Risiko für eine Thromboembolie
✘ Kein Schutz vor Geschlechtskrankheiten
✘ Johanniskraut sowie manche Antibiotika, Antiepileptika und andere Medikamente können meine Wirkung mindern.

Hallöchen!
Ich bin ein weicher flexibler Kunststoffring, und wenn du dich für mich entscheidest, werden wir sehr intim! Mich drückst du

nämlich zusammen und schiebst mich in deine Vagina, ähnlich wie einen Tampon. Dort nehme ich meine runde Form wieder ein und bleibe drei Wochen liegen. Meine Hormone, Östrogene und Gestagene gebe ich über deine Vaginalschleimhaut in den Blutkreislauf ab. Im Gegensatz zur Pille kann ich sie aber kontinuierlich und in geringerer Dosis abgeben, da ich nicht den umständlichen Weg über den Magen-Darm-Trakt nehmen muss. Nach drei Wochen entfernst du mich und bekommst deine Blutung. Risiken und Nebenwirkungen sind die gleichen wie bei der Pille. Genauso kann die Einnahme von Medikamenten meine Wirkung herabsetzen.

I BIMS! EIN KONDOM

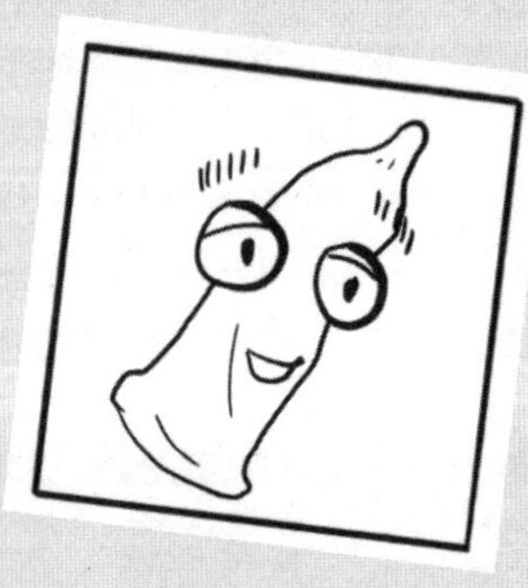

- Du brauchst mich nur beim Geschlechtsverkehr.
- Ich bin völlig hormonfrei.
- Geburtsjahr: 1839
- Pearl-Index 2–12

»Ungefähr zwei bis zwölf von 100 Frauen, die mich innerhalb eines Jahres benutzen, werden trotzdem schwanger.«

- ✔ Für Frauen jeden Alters geeignet
- ✔ Für Raucherinnen, sehr übergewichtige Frauen oder bei erhöhtem Risiko für eine Thromboembolie
- ✔ Schutz vor Geschlechtskrankheiten (bei humanen Papillomaviren reduziere ich nur das Ansteckungsrisiko, kann es aber nicht verhindern)
- ✔ Keine Wechselwirkung mit Johanniskraut sowie manchen Antibiotika, Antiepileptika und anderen Medikamenten

Servus,
Ich bin schon ein alter Knacker auf dem Markt und ziemlich der Einzige, der dich zumindest vor den meisten Geschlechtskrankheiten schützen kann. Ich bin heutzutage aus Latex, und mich kannst du in quietschbunten Farben oder mit Bananengeschmack, mit Noppen oder ganz ohne alles kaufen. Früher, so vor 150 Jahren, war ich mal aus Tiereingeweiden, zum Beispiel aus Hammeldarm, und hieß ganz vornehm »English Overcoat«. Meine Standardgröße sind 52 mm Breite, seit 2002 gibt's mich auch in 56 mm als XXL-Variante. Bin ich zu klein oder schlitzt mich jemand mit dem Fingernagel an, werde ich vermutlich reißen. Da Männer meist beim Kondomkauf gar nicht an Größen denken, ist es nicht verwunderlich, dass die Kondome häufig nicht richtig sitzen. Zu eng, zu schlabbrig … in allen möglichen unpassenden Varianten versuchen mich die Männer, über ihre Gurke zu ziehen. Ihr Frauen könnt höchstens verschiedene Größen parat halten und per »Trial and error«-Prinzip ein Auge darauf werfen, was euch so präsentiert wird. Reiße ich nämlich, geht jeder Schutz vor Schwangerschaft und Krankheiten verloren.

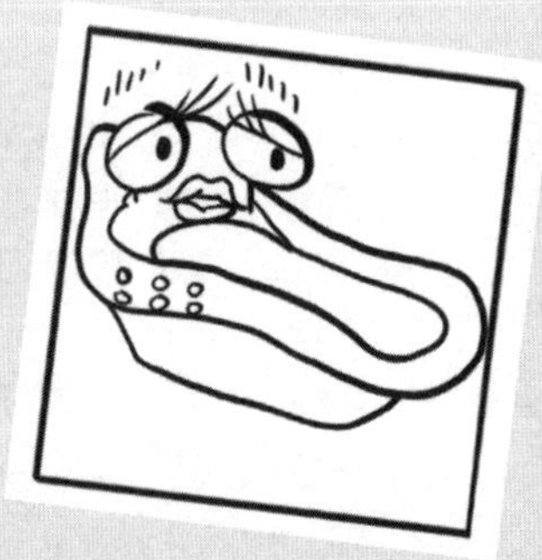

GUTEN TAG, ICH HEIßE DIAPHRAGMA

» Du brauchst mich beim Geschlechtsverkehr (eine halbe Stunde davor sollte ich eingelegt werden),
» am besten in Kombination mit einem Spermien tötenden Gel.
» Ich bin völlig hormonfrei.
» Geburtsjahr: Ende des 19. Jahrhunderts
» Pearl-Index 1–20

»Ungefähr eine bis 20 von 100 Frauen, die mich innerhalb eines Jahres benutzen, werden trotzdem schwanger.«

✔ Für Frauen jeden Alters geeignet
✔ Für Raucherinnen, sehr übergewichtige Frauen oder bei erhöhtem Risiko für eine Thromboembolie
✔ Keine Zwischenreaktion mit Johanniskraut, Antibiotika, Antiepileptika oder anderen Medikamenten
✘ Kein Schutz vor Geschlechtskrankheiten
✘ Gestattet wenig Spontaneität beim Sex
✘ Nicht für Frauen mit Fehlbildungen des Uterus geeignet oder die an einer Uterussenkung leiden

Guten Tag,

bevor es die Pille gab, wurde ich deutlich häufiger benutzt als heutzutage. Entwickelt hat mich ein Flensburger Arzt namens Wilhelm Mensinga. Der praktische Arzt und Geburtshelfer sah das Leid der armen Leute, die keine Möglichkeit der Verhütung besaßen. Die Frauen, die trotz Tuberkulose und Mangelernährung ungewollt schwanger wurden und daran oft verstarben sowie daraus resultierend Waisenkinder und noch ärmere Familien. Er vertrat die Meinung: »Trotz Not, Krankheit und Schwächezuständen ist die Liebe das einzige Vergnügen der armen Leute. Der menschlich denkende Arzt möge sie nur vor den lebenstötenden Folgen bewahren, sie davor schützen.« Daher erfand er ab 1882 das »Pessarium occlusivum«, einen federnden Ring mit einer kugeligen Gummimembran überzogen, der vor den Gebärmuttereingang gelegt wird.

Heutzutage wurde ich etwas weiterentwickelt, bestehe aus Silikon und sehe aus wie eine schalenförmige Kappe. Ich werde in Kombination mit Spermien tötenden Gelen verwendet und liege auch heute noch vor dem Gebärmuttereingang, quasi wie ein Türsteher, der keinerlei Samen durchlässt. Ich sollte im Optimalfall von einer medizinischen Fachkraft angepasst werden, damit ich auch passe und deinen Muttermund vollständig bedecke.

MEIN NAME IST SPIRALE

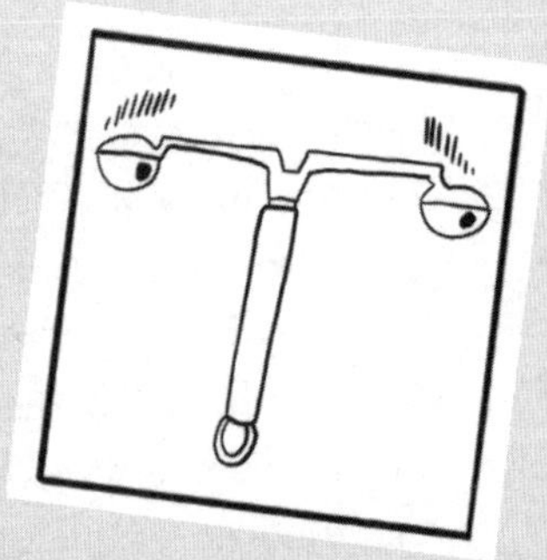

- Ich bleibe drei bis fünf, manchmal zehn Jahre in dir.
- Mich gibt's mit oder ohne Hormone.
- Geburtsjahr: um 1900
- Pearl-Index 0,16 (Hormonspirale) und 0,3–0,8 (Kupferspirale)

»Weniger als eine von 100 Frauen, die mich innerhalb eines Jahres benutzen, werden trotzdem schwanger.«

Ich bin ein kleines T- oder ankerförmiges Gebilde, das in deine Gebärmutter eingelegt wird. Man nennt mich auch Intrauterinpessar, von »intrauterin«, also in der Gebärmutter, und »Pessar«, vermutlich von »pessos«, was Stein bedeutet. Eine Geschichte besagt, dass arabische Kameltreiber ihren weiblichen Tieren kleine Steinchen in die Gebärmutter eingeführt haben, damit diese bei langen und kräftezehrenden Märschen durch die Wüste nicht schwanger wurden.

Grundsätzlich gibt es mich in zwei Varianten: Einmal setze ich Hormone frei, in der anderen Variante bin ich hormonfrei mit Kupfer erhältlich.

Weil ich mitten in deiner Gebärmutter Platz nehme, muss mich der Frauenarzt einsetzen. Dabei kann es zu Verletzungen der Gebärmutter kommen. Wenn alles gut geht, kann ich dann aber mehrere Jahre dort liegen bleiben. Mein Problem können manchmal Frauen sein, die noch kein Kind geboren haben oder sehr jung sind, denn bei ihnen ist die Gebärmutter recht klein.

Auch kann ich insbesondere im ersten Jahr häufiger zu Unterleibsentzündungen führen.

KUPFERSPIRALE

- ✔ Eher für ältere Frauen mit großer Gebärmutter
- ✔ Hormonfrei
- ✔ Ich verstärke meist deine Monatsblutung.
- ✔ Das Risiko für Entzündungen im Unterleib ist leicht erhöht.
- ✔ Kein Schutz vor Geschlechtskrankheiten

In der Kupfervariante gebe ich keinerlei Hormone, sondern Kupferionen ab, die Spermien hemmen und ihre Lebensdauer verkürzen. Außerdem verändern die Kupferionen den Schleim in der Gebärmutter und ein Ei kann sich nicht einnisten.

Wenn du mich als Kupfervariante nimmst, findet dein Zyklus ganz normal statt, aber das Kupfer verstärkt deine Regelblutung.

HORMONSPIRALE

✔ In kleinen Varianten auch für junge Frauen (die noch nie schwanger waren) verwendbar

✔ Bei starker und schmerzhafter Monatsblutung anwendbar

✘ Das Risiko für Entzündungen im Unterleib ist leicht erhöht.

✘ Kein Schutz vor Geschlechtskrankheiten

In der Hormonvariante kann ich gerade bei starken und schmerzhaften Regelblutungen zum Einsatz kommen, um Erleichterung zu bringen. Nur sehr wenige Hormone gelangen in den Blutkreislauf, und meine Wirkung entfalte ich vor allem lokal und führe dazu, dass sich der Schleimpfropf am Gebärmutterhals nicht verflüssigt und keine Spermien hindurchkommen. Die Hormonspirale gibt es inzwischen auch in kleineren Ausführungen, sodass sie auch bei jungen Frauen eingesetzt werden kann.

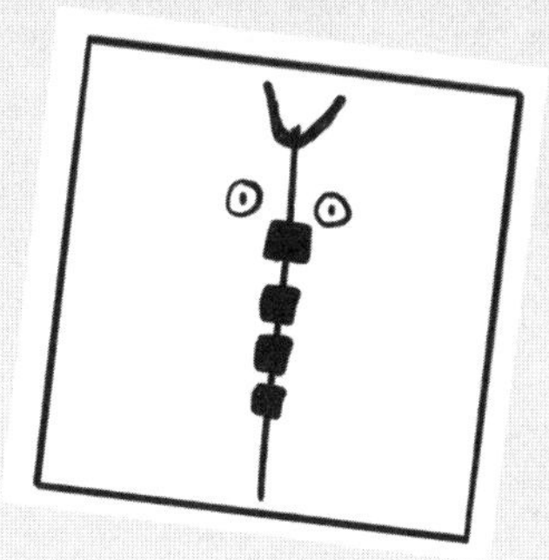

ICH BIN DIE KUPFERKETTE

- Ich halte ungefähr fünf Jahre.
- Geburtsjahr: 2011
- Pearl-Index 0,1–0,5

»Weniger als eine von 100 Frauen, die mich innerhalb eines Jahres benutzen, werden trotzdem schwanger.«

- ✔ Auch für junge Frauen (die noch nie schwanger waren) anwendbar
- ✔ Hormonfrei
- ✔ Ich verstärke deine Monatsblutung weniger stark als die Kupferspirale.
- ✘ Das Risiko für Entzündungen im Unterleib ist leicht erhöht.

Liebe Anwenderin,
Ich bin eine kleine Kette aus sechs Kupfergliedern, die mit einer Nadel im Dach deiner Gebärmutter befestigt wird. Weil ich ein flexibles Kettchen bin, bin ich auch für kleine Gebärmütter gut verträglich, die noch keine Schwangerschaft erlebt

haben. Weil das Einsetzen nicht ganz einfach ist, darf ich nur von speziell trainierten Frauenärzten eingebracht werden. In den ersten Monaten werde ich häufiger ausgestoßen als die Spirale, zumindest war dies bei einer Studie der Weltgesundheitsorganisation der Fall.

MEIN NAME IST INTRAUTERINBALL ODER AUCH KUPFERPERLENBALL

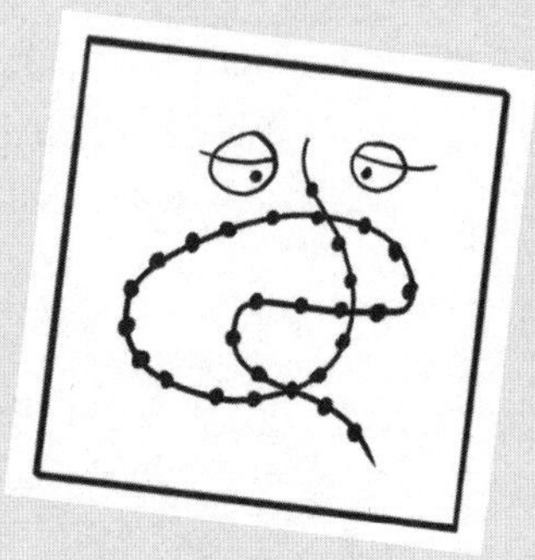

» Ich bleibe ungefähr fünf Jahre in der Gebärmutter.
» Geburtsjahr: 2016
» Pearl-Index 0,1–0,5

»Weniger als eine von 100 Frauen, die mich innerhalb eines Jahres benutzen, werden trotzdem schwanger.«

✔ Auch für junge Frauen (ohne erste Schwangerschaft) anwendbar
✔ Hormonfrei
✔ Ich verstärke deine Monatsblutung weniger stark als die Kupferspirale.
✘ Das Risiko für Entzündungen im Unterleib ist leicht erhöht.

Shalom!
Ich bin 2014 in Israel entwickelt worden und noch sehr neu. Es gibt daher von wissenschaftlicher Seite in Zukunft sicher viele Updates, und ich gebe euch hier nur einen kleinen Einblick, wer ich bin. Meine Erfinder sagen über mich: »Der IUB™ besteht aus einer speziellen Formgedächtnislegierung, die in der Medizin schon seit Langem für Implantate wie z.B. Stents verwendet wird. Durch seine kugelige Form findet er immer seine optimale Lage in der Gebärmutter und macht jede Bewegung mit. Der IUB™-Kupferperlenball ist der komfortable, langfristige und sichere Verhütungsschutz für Frauen jeden Alters (Mindestalter: 15 Jahre).«

Meine Wirkung beruht auf der Kupferwirkung, genau wie auch bei der Kupferspirale und der Kupferkette. Ohne spezielles Training für die Einlage werde ich bei 14,5 Prozent der Frauen ausgestoßen. Durch eine Schulung der Ärzte kann dieses Risiko auf knapp drei Prozent reduziert werden. Das sind zumindest die Studienergebnisse auf der Webseite meiner Erfinder.

Auf dem Markt gibt es außerdem sogenannte Verhütungscomputer, die entweder (grob gesagt) die Temperaturmethode nutzen oder Hormone im Urin messen. Der Pearl-Index liegt je nach Computer mit 0,6 bis 4 auf der gleichen Sicherheitsstufe wie die Pille oder deutlich darunter. Alle sind recht einfach zu bedienen, aber es gibt eben jeden Monat Einschränkungen – fruchtbare Tage –, in denen zusätzlich mit Kondom verhütet werden muss.

WIR SIND DIE VERHÜTUNGSCOMPUTER

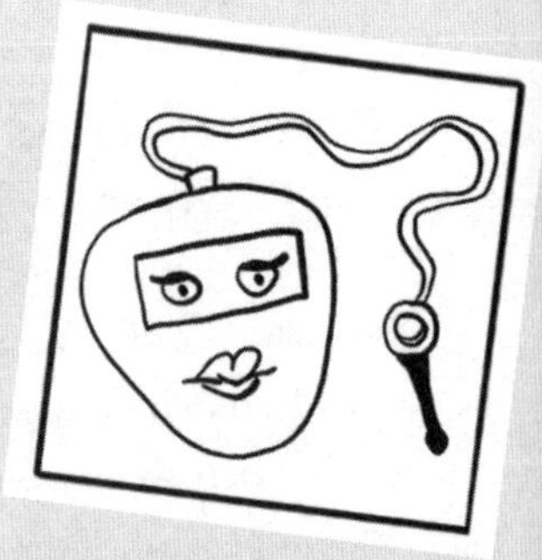

» Ich bleibe so lange bis ich kaputt gehe.
» Pearl-Index ungefähr 1–6

»Eine bis sechs von 100 Frauen, die mich innerhalb eines Jahres benutzen, werden trotzdem schwanger.«

✔ Für jede Frau geeignet
✔ Hormonfrei
✘ Während der fruchtbaren Tage müssen andere Verhütungsmaßnahmen angewendet werden.

Servus,
wir sind kleine Computer, die anhand verschiedener Merkmale wie z.B. Hormonspiegel, Zervixschleim oder Basaltemperatur deine fruchtbaren Tage errechnen. An manchen Tagen geben wir grünes Licht, an anderen vermuten wir, dass du fruchtbar bist und zusätzlich verhüten musst. Einige Computer gelten als sicherer, dazu zählt der Cyclotest myWay, bei dem du jeden Morgen deine Temperatur misst und zusätzlich an bestimmten Tagen deinen Zyklusschleim kontrollierst und auch kleine Urinmessstreifen verwendest. Andere verwenden nur Hormonstreifen und sind etwas ungenauer. Wir können auch alle andersherum benutzt werden, also um genau die fruchtbaren Tage für eine Schwangerschaft einzugrenzen.

TORSCHLUSSPANIK: UNSERE BIOLOGISCHE UHR

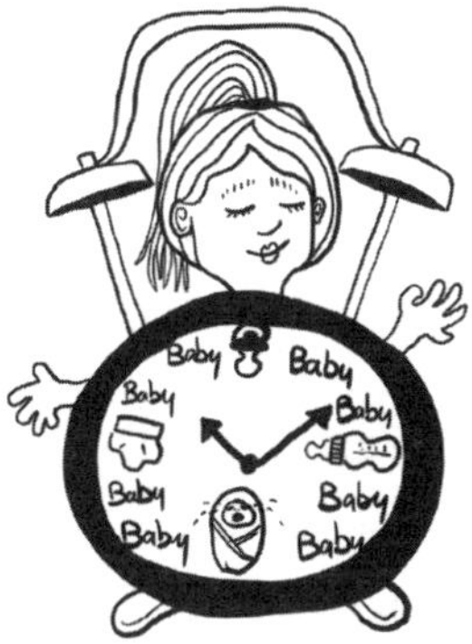

Die biologische Uhr

Erst verbringt man als Frau die erste Dekade des Lebens damit, nicht ungewollt schwanger zu werden, und dann folgt eine Dekade, in der man versucht, nicht ungewollt kinderlos zu bleiben. Eines Tages beginnt sie nämlich zu ticken: unsere biologische Uhr. Die einen hören Sie früher, die anderen später oder gar nicht – aber sie tickt.

Tatsache ist erst mal: Frauen werden immer älter, wenn sie Kinder bekommen. 1980 noch lag das Durchschnittsalter der Erstgebärenden in Westdeutschland bei 25,2 Jahren, heute ist die Frau im Schnitt 29,2 Jahre alt, wenn sie in Deutschland zum ersten Mal Mutter wird.

Teilweise kann es schwierig sein, an solide und bodenständige Informationen zum Thema Fruchtbarkeit zu kommen. Viele Foren oder Blogs können wissenschaftliche Artikel oft nicht richtig »übersetzen« und in den richtigen Kontext einordnen. Webseiten von Kinderwunschkliniken zeigen logischerweise vorwiegend Risikofaktoren auf, um Frauen die Tatsache bewusst zu machen, dass ihre fruchtbaren Tage gezählt sind.

Das ist auch vollkommen richtig, wir sind nicht so lange fruchtbar wie die Männer. Wichtig ist aber auch, realistische Zahlen und Werte im Kopf zu haben, um für das eigene Leben und die Familienplanung Entscheidungen treffen zu können und nicht in Panik zu verfallen. Ist es eine Option, Eizellen einfrieren zu lassen? Wie viel Zeit bleibt mir oder uns? Was kann ich von vornherein tun, um entspannt schwanger zu werden?

Grundsätzlich beeinflussen viele verschiedene Faktoren die Fruchtbarkeit unseres Körpers. Zum Beispiel die Zahl der Eibläschen, die zu Beginn eines Zyklus heranreifen. In den Eibläschen befinden sich die Eizellen. Eine geringe Zahl von Eibläschen deutet auf einen schwindenden Vorrat an Eizellen hin. Normalerweise reifen mehrere Eibläschen heran und nur eines macht das Rennen und ist vollständig ausgereift zum Tag des Eisprungs. Dann platzt das Bläschen und setzt die Eizelle frei.

Bei der Geburt bekommt jede Frau eine gewisse Anzahl an Eizellen mit auf ihren Weg ins Leben. Ein Embryo besitzt mehrere Millionen Eizellen, bei der Geburt sind es schon nur noch eine Viertel- bis halbe Million. Während der Pubertät reduziert sich die Zahl weiter und nur 300 schaffen es bis zum Eisprung. Die Eizellen werden also mit dem Alter zunehmend verbraucht, aber wann genau wie viele verbraucht sind, ist sehr schwierig zu sagen. Rauchen, Stress und Übergewicht lassen die Eierstöcke in jedem Fall frühzeitig altern. US-Forscher fanden in einer Studie auch Hinweise darauf, dass sich schwere körperliche Arbeit und unregelmäßige Schlaf- und Arbeitszeiten negativ auf den Eizellenvorrat auswirken können.

Wie viele Eizellen frau noch übrig hat, würden Ärzte gerne im Blut messen können. Insbesondere der Spiegel des Anti-Müller-Hormons (AMH) wurde erforscht, um eine Aussage über die Eireserven machen zu können. In der Reproduktionsmedizin korreliert das Hormon nämlich sehr gut mit der Anzahl gewinnbarer Eizellen nach einer hormonellen Stimulation.

Für Frauen, die auf natürliche Weise versuchen, schwanger zu werden, konnten jedoch keine Rückschlüsse gezogen werden, denn auch Frauen mit niedrigem AMH-Spiegel wurden genauso schwanger wie die Frauen mit einem hohen Spiegel. Dafür gibt es einen ganz einfachen Grund: Nicht nur die Menge, sondern auch die Qualität der Eizellen spielt bei der natürlichen Befruchtung eine Rolle.

Exakt 23 Chromosomen muss die Eizelle aufweisen, um dem Embryo eine gesunde Entwicklung zu ermöglichen. Je älter eine Frau wird, desto häufiger kommen Eizellen mit nur 22 oder auch 24 Chromosomen vor – weshalb auch das Risiko für die Geburt eines Kindes mit Trisomie 21, auch als Down-Syndrom bezeichnet, steigt. In diesem Fall kommt das Chromosom 21 dreifach vor, zum Beispiel zweifach von der Mutter und regulär einfach vom Vater. Die Eizellenqualität kann auch leider zum aktuellen Zeitpunkt der Medizin noch nicht verbessert werden, sie ist entweder »normal« (euploid) oder nicht (aneuploid). Häufig nisten sich befruchtete aneuploide Eizellen, die mit steigendem Alter häufiger vorkommen, erst gar nicht in die Gebärmutter ein. Ab dem 26. Lebensjahr nimmt die Anzahl aneuploider Eizellen ganz langsam bis zum 35. Lebensjahr zu. Danach nimmt die Zahl schneller zu.

Was bedeutet das jetzt alles für uns konkret? Bis wann haben wir noch gute Chancen, schwanger zu werden, und ab wann wird es bei ansonsten gesunden Frauen schon kritisch?

Ich habe lange nach Studien gesucht, die aktuelle und nachvollziehbare Ergebnisse liefern. Und eine gute gefunden!

Ich beziehe mich konkret auf eine Studie von Dunson und Kollegen von der Universität Padua aus dem Jahr 2000. Er wertete Aufzeichnungen von knapp 80 europäischen Frauen aus. Sie führten Tagebuch über ihre Basaltemperatur, ihre Monatsblutung und wann sie Geschlechtsverkehr hatten, woraus die Forscher ihre fruchtbaren Tage errechneten. Frauen im Alter von 19 bis 26 hatte eine 50-prozentige Chance, innerhalb eines Zyklus schwanger zu werden, wenn der Geschlechtsverkehr an den fruchtbarsten Tagen stattfand. Dies kann frau selbst mit einem Zykluscomputer, einem Armband, einer App oder mit einem Thermometer und der Basaltemperaturmethode berechnen. Zwischen 27 und 34 Jahren waren es in der Studie noch 40 Prozent der Frauen, die innerhalb eines Zyklus schwanger wurden. Bei Frauen zwischen 35 und 39 lag die Wahrscheinlichkeit unter 30 Prozent.

Fazit ist also tatsächlich: Mit dem 35. Lebensjahr wird es für eine Frau schwieriger, schwanger zu werden. Trotzdem ist bei Weitem noch keine »Fruchtbarkeitsgrenze« erreicht, denn in der Studie wurden 82 Prozent der Frauen zwischen 35 und 39 innerhalb eines Jahres schwanger!

Stellst du mal die Eizellen kalt, Schatz?

Unsere Fruchtbarkeit ist also endlich. Aber was kann man tun, wenn sich der passende Partner einfach nicht finden will, die Jahre aber ins Land gehen und ein Kinderwunsch definitiv besteht?

Neben der Option, zu warten und vielleicht doch auf natürliche Art und Weise oder mithilfe der künstlichen Befruchtung zu einem späteren Zeitpunkt schwanger zu werden, gibt es das sogenannte »Social Freezing«.

»Social Freezing« bezeichnet dabei das vorsorgliche Einfrieren von unbefruchteten Eizellen ohne medizinischen Grund. Ein medizinischer Grund war damals aber der Anstoß, ein solches Verfahren überhaupt zu entwickeln. Junge Frauen, die an Krebs erkrankt sind, sollten so ihre gesunden Eizellen vor der Chemo- oder Bestrahlungstherapie bewahren können. Heutzutage wird es aber auch von Frauen genutzt, die keinen Partner finden und auf die 35 zugehen. Auf schlau heißt das Verfahren korrekterweise »Kryokonservierung« von griechisch »Kryos«, zu Deutsch Kälte. Denn die Eizellen, die nach zehn- bis 14-tägiger hormoneller Stimulation der Frau mit einer Nadel bei einer kurzen Vollnarkose durch die Scheide abgenommen werden, werden dann in flüssigem Stickstoff bei minus 196 Grad Celsius gelagert. Die Hormone, die notwendig sind, damit genug Eizellen entnommen werden können, sind mit Nebenwirkungen verbunden, und das Verfahren ist zudem eine Privatleistung. Die Hormonbehandlung kann auch zu einem sogenannten Überstimulationssyndrom führen. Dabei vergrößern sich die Eierstöcke und im Bauchraum sammelt sich Flüssigkeit. Schmerzen und Übelkeit sind die Folge. In Deutschland kostet das

Verfahren mehrere Tausend Euro – für die Medikamente, die Narkose und die Entnahme der Zellen. Je nach Alter muss man diese Prozedur mehrfach durchlaufen, denn es sollten ungefähr 15 Eizellen eingefroren werden, um eine realistische Chance auf ein Baby zu haben. Können bei einem Durchgang mit Stimulation und Entnahme in Vollnarkose nur acht Eizellen entnommen werden, sollte eine zweite Stimulation erfolgen. Die natürlich auch bezahlt werden muss.

Dazu kommen jährliche Aufbewahrungskosten. Weder finanziell noch körperlich ist das eine Sache, die frau so eben mal nebenbei in der Mittagspause macht. Es bietet heutzutage jedoch vielen Frauen die Möglichkeit, den Wunsch von der eigenen Familie aufgrund unpassender Lebensumstände doch noch ermöglichen zu können. Dabei steht bei vielen Frauen nicht nur eine Karriere im Weg und daher sollte man über »Social Freezing« nicht zu schnell urteilen.

Übrigens ist die Spende von Eizellen, auch solchen, die durch Kryokonservation nicht genutzt werden, in Deutschland durch das Embryonenschutzgesetz aus dem Jahr 1990 verboten. Die Samenspende hingegen ist erlaubt und insbesondere für Frauen in gleichgeschlechtlicher Partnerschaft eine gute Möglichkeit, Kinder zu bekommen. Auch für Partnerschaften, in denen der Mann unfruchtbar ist und daher keine Möglichkeit besteht, auf natürlichem Wege den Traum vom eigenen Kind trotzdem wahr werden zu lassen, ist die Samenspende eine Option.

Dabei kann man je nach Samenbank und Standort der Samenbank bei der Auswahl eines geeigneten Spenders eine ganze Datenbank durchforsten. Haarfarbe, Haardichte, Schulabschluss, Größe, Gewicht, Hobby und Sportlichkeit, alles kann passenderweise ausgewählt werden. Spender Nummer 15.623 hat beispielsweise einen Bachelor in Finanzwissenschaft, ist katholisch, hat braune Augen, braune Haare und ist 175 Zentimeter groß und 77 Kilo schwer. Manche Datenbanken treffen auch nur eine Vorauswahl und wieder andere treffen anhand von Daten und Angaben der Empfänger eine Vorauswahl.

Für Frauen ohne Partner gibt es in Deutschland aktuell nicht die Möglichkeit, sich künstlich mit Sperma aus einer Samendatenbank befruchten zu lassen. Es gibt für sie auch nicht die Möglichkeit, als Single ein Kind zu adoptieren.

Aber es gibt die Möglichkeit, die Eizellen einzufrieren.

WIE GEHT SCHWANGERWERDEN? EINE REISE INS INNERE

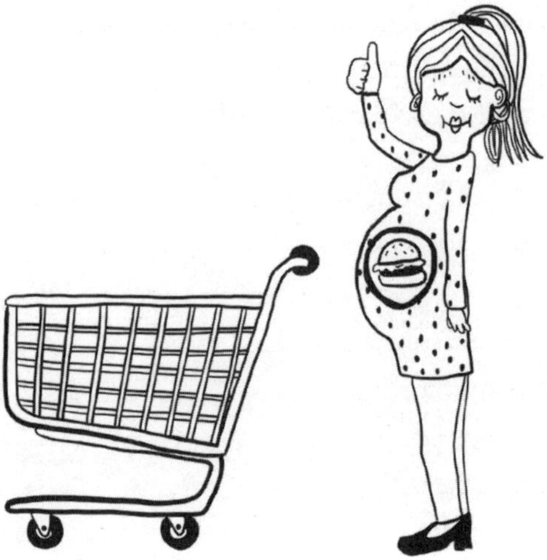

Wenn die Entscheidung für Nachwuchs gefallen ist, wird die Verhütung abgesetzt, und es entsteht sehr bald die Frage: Wann wird man eigentlich am besten schwanger? Und was läuft in unserem Körper ab, bevor aus Sperma und Eizelle ein kleines Wunder in uns heranwächst?

Vorneweg ein kleiner Reminder zur Rötelnimpfung: Sie sollte up to date sein. Wenn sich eine Mutter nämlich während der Schwangerschaft mit Röteln ansteckt, kann das zu schweren Fehlbildungen des Fötus führen. Impfen geht während einer Schwangerschaft auch nicht mehr, und da Vorsorge besser ist als Nachsorge: Einfach mal nachschauen, ob noch ein Impfschutz besteht. Wer sich unsicher ist, spricht am besten einfach den Arzt darauf an.

Wer also gegen Röteln geimpft ist, kann sich ums Schwangerwerden kümmern. Wie es die Jungfrau Maria gemacht hat, kann ich leider nicht erklären. Dafür aber den Weg vom Spermium zur Eizelle und was passiert, wenn die beiden miteinander verschmelzen, sich in der Gebärmutter einnisten und sich aus dem winzigen Zellhaufen ein perfekter kleiner Mensch entwickelt.

Unser Zyklus führt dazu, dass jeden Monat eine Eizelle auf Wanderschaft geschickt wird – ungefähr in der Zyklusmitte. Mit dem Eisprung in die Freiheit geht es los: Das kleine Ei ist auf Wanderschaft und wartet darauf, ein paar charmanten Spermien zu begegnen. Die selbstbewusste Eizelle ist dabei auch nicht wählerisch und der Erstbeste wird ihr Partner für das neue Leben. Ihr Problem ist nämlich, dass sie nur 24 Stunden Zeit hat für die Partnerwahl. Dann stirbt sie.

Den Zeitraum des Eisprungs kann man mit Zykluscomputern, der Temperaturmessmethode oder einer Zyklus-App recht gut eingrenzen. Unsere Gebärmutter öffnet derweil schon die Tore für die männlichen Gäste. Der sonst saure Schleim am Gebärmutterhals ändert seinen PH-Wert, sodass sich die Spermien auch wohlfühlen und nicht dem chemischen Tod erliegen, sondern bis zu fünf Tage überleben können. Der zähe Schleimpfropf der Gebärmutter bildet nun eine Art Gitterwerk aus, um auch ein paar Spermien durchzulassen, sobald sie alle angeschossen kommen. Allerdings nur ein paar! Der Schleimpfropf ist quasi der Türsteher zu unserem Inneren und absorbiert fehlgeformte oder wenig bewegliche Spermien. An unserem Gebärmutterhals gibt es auch einen Wartebereich, die Krypten der Zervix. Das sind Einbuchtungen am Gebärmutterhals, wo sich die Spermien bis zu 48 Stunden aufhalten können, um nach und nach ins Innere gelassen zu werden.

Im männlichen Ejakulat befinden sich ungefähr 20 bis 150 Millionen Spermien pro Milliliter, im Schnitt 66 Millionen. Das Volumen eines Ejakulats beträgt zwei bis fünf Milliliter, ungefähr einen halben bis ganzen Teelöffel. Die aktuelle Studienlage lässt vermuten, dass sich die Anzahl und die Qualität, also die Schwimmfähigkeit, der Spermien bei den Männern mit dem Alter verringert. Forscher in Los Angeles haben 5081 Ejakulate von Männern im Alter von 16 bis 72 Jahren untersucht und eine Änderung der Spermienanzahl mit X- und Y-Chromosomen mit dem Alter gefunden. Sofern sich diese Ergebnisse übertragen lassen, steigt die Wahrscheinlichkeit, ein Mädchen zu bekommen, mit dem Alter des Mannes an.

Mit einer Maximalgeschwindigkeit von der eines langsamen Mopeds, nämlich 17 Kilometer pro Stunde, wird das Ejakulat aus dem Mann herausgeschossen.

Wegen der vielen Hindernisse gelangen unter Normalbedingungen nur 500 bis 800 Spermien bis zu den Eileitern, Tausende fallen schon auf dem Weg dorthin den Filterprozessen unseres Körpers zum Opfer. In uns geht die Reise der Spermien mit einer Geschwindigkeit von 14 Zentimetern pro Stunde viel langsamer weiter. In der Samenflüssigkeit sind sogenannte Prostaglandine enthalten, die unsere Uterusmuskulatur und die Muskulatur unserer Eileiter rhythmisch zucken lassen, um den Transport der Spermien zu beschleunigen. Ungefähr nach 30 Minuten kommen die ersten in den Eileitern an.

Der Irrglaube, weibliche Spermien seien etwas langsamer, aber könnten länger in der Gebärmutter überleben und die männlichen seien etwas anfälliger und kurzlebiger, konnte aus wissenschaftlicher Sicht nicht bestätigt werden. Wir schwimmen gleich schnell!

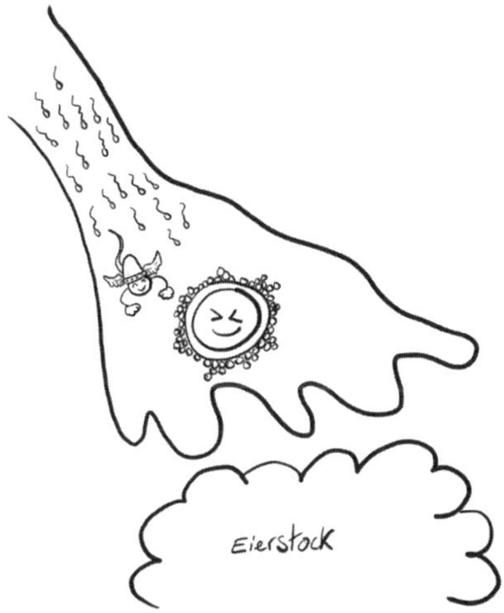

Befruchtung

Im Eileiter treffen dann die schnellsten Spermien, immer noch rund 100, auf die Eizelle und versuchen, sich durch ihre Hülle zu bohren. Das Spermium, das als Erstes den Zellkern erreicht, hat gewonnen. Spezielle Eiweiße führen dazu, dass sich Spermium und Eizelle verbinden und eins werden: die Zygote. Eine chemische Reaktion versiegelt sie gegen das Eindringen von weiteren Spermien und die Reise Richtung Uterus geht weiter. Sie beginnt, sich zu teilen, und innerhalb von drei Tagen sieht sie aus wie eine Maulbeere und heißt Morula. Nach vier Tagen besteht sie schon aus 100 Zellen. Es lagert sich Flüssigkeit ein und es entsteht eine erste Höhle mit zwei geteilten Zellmassen. Der Embryoblast, die innere Masse, aus der sich der Embryo entwickelt, und der Trophoblast, die äußere Masse, aus der sich die Plazenta entwickelt. Das Ganze wird ab jetzt Blastozyste genannt. Die Blastozyste ruht sich erst mal noch kurz in der Gebärmutterflüssigkeit aus und schwimmt ein wenig herum. Schafft sie es nicht bis zur Gebärmutter und bleibt im Eileiter stecken, kommt es zur Eileiterschwangerschaft.

Nach fünf bis sechs Tagen wird sie sesshaft, löst ihr Schutzschild auf und legt sich in das schwammartige Gewebe der Gebärmutter. Sie produziert Enzyme, mit denen sie sich von der Oberfläche immer tiefer vorarbeiten kann, bis sie ringsum von Schleimhaut umgeben ist. Und nun ist auch schon die erste Schwangerschaftswoche um. In der zweiten Woche entwickelt die Blastozyste zwei Keimblätter und der ganze Zellhaufen sortiert sich. Es bilden sich ein Dottersack und eine Art erste Kommunikation über kleine Einbuchtungen mit dem Uterus, eine Vorstufe zur Plazenta, die erst ab der 14. Woche vollständig entwickelt wird.

In der dritten Woche wird die kleine Zellscheibe eher rundlicher und zu einer Art Birnenform. Es kommt außerdem zum sogenannten Dottersackknall und diversen anderen komplexen Vorgängen auf der Zellebene. Im weiteren Verlauf der nächsten Wochen bilden sich drei sogenannte Keimblätter oder Keimschichten, die zur Ausbildung der Haut, der inneren Organe, Knochen und des ZNS führen.

In einem von 80 bis 90 natürlichen Fällen entstehen Zwillinge. Eineiige Zwillinge entstehen, wenn sich die gerade befruchtete Eizelle auf dem Weg zum Uterus innerhalb der ersten drei Tage teilt. Die Zwillinge sind dann genetisch identisch. Wenn die Teilung sehr früh stattfindet, bis zum dritten Tag, haben die Zwillingsembryos zwei Plazenten. Teilen sie sich am dritten bis siebten Tag, teilen sie sich eine Plazenta und besitzen jeweils eine eigene Eihülle mit Fruchtwasser, die sogenannte Amnionhöhle. Teilen sie sich am achten bis 13. Tag, so besitzen sie eine Plazenta und eine Amnionhöhle. Wenn sich die befruchtete Eizelle später als am 13. Tag teilt, entstehen siamesische Zwillinge.

Zweieiige Zwillinge sind häufiger und entstehen durch die Befruchtung von zwei Eizellen durch zwei verschiedene Spermien zur gleichen Zeit. Genetisch entsprechen sie zwei Geschwistern, die in verschiedenen Jahren geboren wurden. Sie können sowohl gleich- als auch verschiedengeschlechtlich sein.

IM KÖRPER EINER SCHWANGEREN

Schwanger! Das zeigt uns heutzutage ein Schwangerschaftstest zuverlässig an. Früher hat diese Aufgabe ein Frosch übernommen. Nur woher kann ein Frosch wissen, ob eine Frau schwanger ist? Ganz einfach: Indem man ihn anpinkelt. Befinden sich im Urin der Frau Schwangerschaftshormone, beginnt die Kröte innerhalb der nächsten zwölf bis 24 Stunden zu laichen.

Dieser »Froschtest« wurde übrigens tatsächlich in Europa bis zum Jahr 1960 angeboten, teilweise wurde der Urin oder Blutserum auch in den Frosch gespritzt. Wer wohl auf die Idee kam, Frösche anzupinkeln? Den Test gab es jedoch nicht nur in Deutschland, sondern auch in Burkina Faso. Den Einfall scheinen also mehrere Menschen auf der Welt gehabt zu haben.

Auch unsere heutigen Schwangerschaftstests funktionieren übrigens nach dem gleichen Prinzip: Sie erkennen das Schwangerschaftshormon HCG (humanes Choriongonadotropin).

Dieses wird von der äußeren Masse der Blastozyste, einer frühen Form des Embryos, ausgeschüttet. Es wird von dem Test in unserem Urin erkannt und es bildet sich ein zweiter pinker oder blauer Streifen als Zeichen für eine Schwangerschaft. Das HCG ist übrigens auch ein Grund für die erhöhte Übelkeit zu Beginn einer Schwangerschaft und erreicht sein Maximum in der zehnten bis zwölften Schwangerschaftswoche. Danach fällt die Konzentration langsam wieder ab.

Unser gesamter Körper muss sich innerhalb von neun Monaten anpassen, um ein Kind im Bauch und später außerhalb optimal zu versorgen. Durch die anatomischen und physiologischen Veränderungen kann es zu folgenden Symptomen kommen: Übelkeit, Brustspannen, vermehrter Speichelfluss, vermehrter Ausfluss, Verstopfung und abnorme Essensgelüste.

Durch das Uteruswachstum kommt es im späteren Verlauf zu einem Hochstand des Zwerchfells und einer Querlagerung des Herzens. Das Herz pumpt generell mehr Blut und auch schneller als zuvor. Außerdem kommt es zu einer Blutverdünnung und zu einer »Hyperkoakulabilität«. Das Blut gerinnt schneller, und das Risiko für eine Thrombose, die Bildung eines Blutgerinnsels bei Schwangeren, ist zehnfach erhöht. Die gesamten Gefäße stellen sich weit und es kann zur Ausbildung von Krampfadern kommen.

Unsere Gebärmutter wächst durch Vergrößerung und Vermehrung der Muskelzellen und des Bindegewebes von circa 60 Gramm zu Beginn auf ungefähr 1000 Gramm am Ende der Schwangerschaft. Unmittelbar nach der Geburt hat sie die Größe eines Fußballs und beginnt erst mal, wieder auf die Größe einer kleinen Birne zu schrumpfen.

Unser Körper hält mehr Natrium und Wasser zurück, und es wird weniger mit dem Urin ausgeschieden, was dazu führt, dass sich Ödeme bilden können. Ödeme sind einfach Wasseransammlungen im Gewebe, zum Beispiel in den Beinen. Häufigeres Wasserlassen ohne Anzeichen einer Blasenentzündung ist völlig normal, jedoch sollte man wachsam sein, da es in der Schwangerschaft auch häufiger zu Blasenentzündungen kommen kann, die möglichst schnell behandelt werden sollten.

Es kann häufiger zu Zahnfleischbluten kommen und auch Entzündungen des Zahnfleischs kommen gehäuft vor. Am besten ist es, die Routineuntersuchungen beim Zahnarzt und die Vorsorge bereits vor der Schwangerschaft regelmäßig wahrzunehmen. Eine Parodontitis, die Entzündung des Zahnhalteapparats, beginnt meist unbemerkt und kann in der Schwangerschaft deutlich verschlechtert werden. Sie erhöht außerdem das Risiko für Frühgeburten.

Sodbrennen, Verstopfung und Übelkeit sowie mehr Appetit und Hunger durch eine Erhöhung des Stoffwechsels sind weitere Veränderungen im Körper einer Schwangeren. An der Haut kann es zu vermehrter Pigmentierung kommen, generell berichten Frauen aber über besonders schöne und zarte Haut, was vermutlich dem hohen Östrogenspiegel zuzuschreiben ist.

DIE GEBURT: PRESSEN ODER NICHT PRESSEN, DAS IST HIER DIE FRAGE

In Hollywood verbinden manche Mamas das Notwendige mit dem Nützlichen: Kaiserschnitt und Bauchlift in einem. Der perfekt flache Bauch direkt nach der Schwangerschaft. Andere Frauen möchten um jeden Preis eine natürliche Geburt und glauben, ein Kaiserschnitt sei per se schlecht für das Kind.

Fakt ist: In Deutschland wird fast jedes dritte Kind per Kaiserschnitt geboren. Seit den 1990er-Jahren hat sich die Kaiserschnittrate verdoppelt.

Grundsätzlich kann ein Kaiserschnitt im Fall einer medizinischen Notwendigkeit geplant durchgeführt werden, zum Beispiel wenn das Kind ein Geburtsgewicht von über 4,5 Kilogramm hat oder wenn das Becken der Mutter anatomisch zu schmal ist. Er kann aber auch als Notfalleingriff erfolgen.

Bei Ängsten der Mutter vor einer natürlichen Geburt kann er auch »gewünscht«, ohne medizinische Notwendigkeit, stattfinden und ist so natürlich auch sehr gut planbar.

Ein Kaiserschnitt ist in jedem Fall immer auch eine Operation und deshalb auch mit Risiken verbunden. Mit dem sogenannten Pfannenstielschnitt wird ein kleiner Schnitt unterhalb des Bauchs quer gesetzt. Der Arzt arbeitet sich dann vor bis zum Uterus und eröffnet ihn. Dabei kann es grundsätzlich zu Verletzungen der Harnblase oder der Harnleiter kommen. Auch weitere Operationsrisiken wie Wundheilungsstörungen oder Komplikationen nach der Operation sind möglich. Auch die Komplikationsrate in einer möglicherweise folgenden Schwangerschaft ist erhöht, weshalb die Entscheidung für einen Kaiserschnitt sorgfältig gegenüber den Risiken einer Spontangeburt abgewogen werden sollten.

Bei der spontanen Geburt leiten die Vorwehen den Akt des Geburtsvorgangs ein. Wehen sind grundsätzlich immer Kontraktionen der Gebärmuttermuskulatur. Das Zusammenziehen der Muskeln baut Druck auf, und das Kind sucht den Weg des geringsten Widerstands: Es wird Richtung Ausgang gepresst. Ab einem Druck von 25 mmHg werden die Wehen schmerzhaft spürbar. Sie nehmen mit der Zeit immer weiter zu, bis die sogenannten Austreibungswehen einen Druck von 200 mmHg erreichen.

Damit das Kind herauskann, öffnet sich der Muttermund von null auf zehn Zentimeter, und bei zwei Dritteln der Frauen platzt jetzt die Fruchtblase, in der sich das Baby mitsamt dem Fruchtwasser befindet.

In der Austreibungsphase wird der kindliche Kopf während der Wehen schon sichtbar und tritt weiter hervor. Das Kind kann in dieser Phase noch nicht selbst atmen, denn es steckt ja noch mitten im Geburtsvorgang fest und ist mit seinem Köpfchen noch nicht an der Luft.

In dem Moment, in dem das Köpfchen heraustritt, ist das Risiko für einen Hautriss um die Vagina herum am größten. Der sogenannte »Dammriss« oder der vom Arzt durchgeführte »Dammschnitt« sind die Folge. Bei vaginalen Geburten sind Beckenbodenschädigungen häufiger als beim Kaiserschnitt.

Die Geburtsverletzungen verheilen nach wenigen Wochen und die Emotionen sind überwältigend. Vielleicht haben manche Frauen eine gewisse Furcht oder Ehrfurcht vor der Geburt, aber wenn es geschafft ist, bleibt vor allem eins: Stolz und Glück! Viele Frauen berichten über die unterschiedlichsten Schmerzempfindungen während der Geburt, von leicht bis sehr schmerzhaft. In einem sind sich aber alle einig: Sie würden es jederzeit wieder auf sich nehmen. Nicht umsonst werden wir als das stärkere Geschlecht bezeichnet!

Eines sollte an dieser Stelle vielleicht noch über das Sexualleben nach einer Geburt erwähnt werden: Es wird sich sehr wahrscheinlich verändern – und darauf sollte man vorbereitet sein. Am besten das Thema mit dem Partner ganz offen ansprechen und kommunizieren.

Da während und nach dem Sex Oxytocin ausgeschüttet wird, kann es zum Milcheinschuss kommen. Auch die Vagina kann durch den hormonellen Östrogensturz nach der Geburt trockener sein als zuvor und es kann es zu einer Schwäche des Beckenbodens kommen. Gerade in der ersten Zeit nach der Geburt kann es deshalb zu ungewolltem Verlust von Urin kommen. Der Körper befindet sich grundsätzlich noch in einem Hormonchaos, was an sich schon einfach dazu führen kann, dass die Lust auf Sex ganz ausbleibt. Vertrauen in den Körper und in die Beziehung ist wichtig, um die richtige Balance schnell wiederzufinden. Und Wissen hilft: Es geht allen so!

IHR WECHSELJAHRE KOMMET

Das Ende der fruchtbaren Phase im Leben einer Frau präsentiert sich nicht gerade besonders charmant: Hitzewallungen, Nachtschweiß, Schweißausbrüche, Scheidentrockenheit, Stimmungsschwankungen, Haarausfall … In unserer westlichen Kultur stehen uns durch das Älterwerden keine neuen Freiheiten zu, generell werden Frauen zunehmend eher ungern alt. Das Damoklesschwert des hormonellen Wechsels schwebt aber früher oder später über uns allen. Dabei kann dieser neue Lebensabschnitt durchaus viel Positives mit sich bringen. In anderen Ländern herrschen andere Sitten, und diese Phase im Leben einer Frau wird gefeiert: In Nordindien dürfen sich Frauen nach der Menopause ohne Schleier bewegen. In Afrika wird man im Alter als besonders weise angesehen: Alten Menschen zollt jedermann großen Respekt.

Im Fachjargon werden die Wechseljahre als Klimakterium bezeichnet, was dem griechischen Wort »klimakter« entspringt und »Stufenleiter« bedeutet. Die Stufenleiter eines Frauenlebens wird im Schnitt um das 50. Lebensjahr erreicht, teilweise deutlich früher, teilweise auch deutlich später. Für einen sehr kleinen Teil der Frauen kommen die Wechseljahre deutlich verfrüht, vor dem 40. Lebensjahr.

Die Wechseljahre haben wir im Grunde schon einmal durchlaufen: in der Pubertät. Zu diesem Zeitpunkt müssen sich Körper und Psyche auf eine veränderte Hormonsituation einstellen. Plötzlich wachsen Brüste, es sprießen Haare an Orten, an denen die Mehrheit der Frauen daraufhin jahrzehntelang mit Haarentfernungen zu kämpfen hat, und dann kommt auch noch Blut aus der eigenen

Vagina. Die turbulente Phase der Pubertät vergeht und der Körper stellt sich auf den monatlichen Zyklus und die Östrogenproduktion der Eierstöcke ein. In unseren zweiten Wechseljahren stellen unsere Eierstöcke dann genau diese Produktion ein, das Ende unserer fruchtbaren Phase ist gekommen.

Manche Frauen durchlaufen die Wechseljahre innerhalb weniger Monate und völlig beschwerdefrei, bei anderen kann diese Phase mit Einbußen der Lebensqualität verbunden sein.

Die Prämenopause bezeichnet die Zeit vor der Menopause und ist durch Zyklusunregelmäßigkeiten gekennzeichnet. Die Östrogen- und Progesteronproduktion der Eierstöcke nimmt langsam ab, bis sie schließlich irgendwann ganz ausbleibt. Die Phase der Perimenopause, der Zeit kurz vor dem Ausbleiben der letzten Blutung, hat begonnen. Der Zeitpunkt der letzten Blutung bezeichnet die Menopause, der sich die Postmenopause anschließt. Die sich verändernden Konzentrationen der weiblichen Geschlechtshormone beeinflussen Haare und Haut, den Knochenstoffwechsel, das Gewicht, das Nervensystem, den Darm … kurzum: sehr viele Prozesse in unserem Körper. Kein Wunder, dass sich Körper und Psyche bei rapiden Änderungen wieder ausbalancieren müssen. Natürlich nehmen gewisse Probleme auch keinen Halt vor der Partnerschaft und Sexualität, denn bis zu 60 Prozent der Frauen berichten über Scheidentrockenheit und Schmerzen beim Sex. Daneben kann es durch die Hormonumstellung zu psychischen Beschwerden wie Stimmungsschwankungen, Nervosität, Ängstlichkeit, Aggressivität oder Niedergeschlagenheit kommen.

Um die Beschwerden zu lindern gibt es von pflanzlichen Alternativen über Cremes bis hin zur Hormonersatztherapie viele Möglichkeiten, die ausprobiert werden können. Im Bereich der pflanzlichen Therapien gibt es bisher keinen Konsens über die Wirksamkeit pflanzlicher Mittel, obwohl in einigen Studien eine Besserung der

Beschwerden gezeigt werden konnte. Die Wissenschaft ist eben nicht immer leicht zu verstehen! Allerdings hat mein Dozent uns immer gepredigt: »Was hilft, hilft!« Daher gilt in diesem Sinne das alte Sprichwort »Probieren geht über Studieren«, und eine Beratung in der Apotheke zu Mönchspfeffer, Rotklee, Soja und Traubensilberkerzen kann in keinem Fall schaden.

Übrigens: Das Altern macht auch vor den Männern nicht halt. Auch bei den Männern sinkt der Testosteronspiegel mit dem Alter. Allerdings nicht plötzlich, wie bei uns Frauen in der Menopause, sondern ganz schleichend und allmählich über die Jahre.

Die Östrogene und wie sie auf unseren Körper wirken:

Haut	bewirken eine glatte Haut
Haare	stimulieren die Haarwurzeln
Blutgefäße/Herz-Kreislauf-System	erweitern die Blutgefäße und senken daher den Blutdruck
Blutgerinnung	erhöhte Thrombose- und Gerinnungsneigung
Nervensystem	wirken stimmungsaufhellend
Fettstoffwechsel	stellen ein ausgewogenes Verhältnis zwischen dem »guten« HDL- und dem »schlechten« LDL-Cholesterin her
Zuckerstoffwechsel	haben eine günstige Wirkung auf den Blutzuckerspiegel
Knochen	hemmen den Knochenabbau und stimulieren den Knochenaufbau
Darm	verstärken die Darmbewegungen und fördern somit eine gute Darmfunktion

Das Progesteron und wie es auf unseren Körper wirkt:

Haut	vermindert die Durchblutung der Haut, senkt die Hauttemperatur
Haare	stimuliert das Haarwachstum
Blutgefäße / Herz-Kreislauf-System	erweitert die Venen
Nervensystem	wirkt schlafverbessernd und beruhigend
Stoffwechsel	erhöht die Körpertemperatur und kurbelt somit den Stoffwechsel an
Knochen	fördert den Knochenaufbau
Darm	entspannt die Muskeln und vermindert so die Darmbewegungen

ERSTENS KOMMT ES
ANDERS
UND ZWEITENS
ALS MAN DENKT

HÖR AUF DEIN HERZ

Mist. Ich bin schon wieder zu spät, wir waren um fünf verabredet – vor einer Viertelstunde. Sibel winkt mir schon von Weitem zu. »Sorry, sorry, sorry!« Wir umarmen uns flüchtig und gehen ins Café. Vor uns steht eine Frau in Krankenhausoutfit und mit Infusionsständer in der Schlange. »Einen Kaffee bitte, schwarz.«

»Für mich einen mit Milch. Danke, stimmt so.« Ich lege fünf Euro auf die Theke.

»Hier, soll ich dir von Lini geben.« Eine kleine Pralinenschachtel mit der Aufschrift »Liebe«. »Vom Valentinstag, hatte sie vergessen mitzubringen.« Was habe ich doch für tolle Menschen um mich, schoss es mir in den Kopf. »Wie geht es ihr?«, frage ich.

»Ja, geht so, sie überlegt, die Chemotherapie abzubrechen.« Stille.

Bei unserer Freundin Lini wurde vor einem guten Jahr Eierstockkrebs diagnostiziert. Es folgten die Chemo, unzählige Operationen, ihre Eierstöcke, ihre Gebärmutter, Teile ihrer Lunge und Leber wurden entfernt. Wieder Chemo. Hoffnung.

Das Unvorstellbare passierte und der Krebs streute erneut. »Ich weiß ehrlich gesagt nicht, was ich sagen soll«, sage ich. Sibel nickt mir zu.

Es ist so merkwürdig. Die Welt dreht sich weiter, als wäre nichts passiert. Innerhalb kürzester Zeit verliert man die Möglichkeit, überhaupt Kinder zu bekommen. Kämpft. Gibt nicht auf. Und dann verliert man noch viel mehr: die Hoffnung, jemals wieder gesund zu werden. Und dieser blöde Krebs schreitet einfach weiter fort und zerstört all die Träume, all die Hoffnung. Und wir sind machtlos, als Freundinnen, als Ärztinnen, als Angehörige.

Wir reden über unser Studium, über dieses und jenes … Belanglosigkeiten. Aber irgendwas in mir ist tief zerstört und erschüttert. Ich bin sauer, traurig, fühle mich so furchtbar machtlos. Lini hat mir in der ganzen Zeit meiner Trennung, Quarterlife Crisis oder wie auch immer man das nennen mag, was ich hatte, durchweg positive Energie gespendet und mich ermutigt. Sie hat mich immer ermutigt, das zu tun, was ich will. Ans Meer fliegen, surfen, die Liebe meines Lebens finden, verrückt sein, mein Ding machen. »Hör einfach auf dein Herz!«

KREBSVORSORGE

Was ist eigentlich Krebs? Erst mal nicht besonders wissenschaftlich: Krebs ist ein Arschloch. Oder wie Lini immer gesagt hat: »Fuck Cancer. Ich wünschte, Krebs würde Krebs bekommen und sterben!«

Krebs ist ein Überbegriff für über 200 Krankheiten, die alle eines gemeinsam haben: Eine einzige Zelle im Körper hat sich krankhaft verändert und übernimmt die Kontrolle. Sie teilt sich weiter und weiter, wächst in umlegendes Gewebe ein und kann dieses zerstören. Manche Tumoren sind gutartig und streuen nicht über die Blutbahn oder Lymphe in andere Gewebe, andere sind sehr bösartig und aggressiv und werden deshalb »maligne Tumoren« genannt.

Wir Ärzte können zurzeit nur versuchen, Krebs so früh wie möglich zu erkennen und zu bekämpfen. Deshalb ist die Vorsorge beim Frauenarzt und später auch beim Hausarzt besonders wichtig. Ab dem Alter von 20 Jahren sollte jede Frau jährlich eine Kontrolle zur Früherkennung von Gebärmutterhalskrebs wahrnehmen. Dabei werden Zellen mit einem kleinen Bürstchen entnommen, angefärbt und unter dem Mikroskop angeschaut. Dieser Test heißt »PAP-Test«, nach dem griechischen Erfinder und Gynäkologen Dr. George Papanicolaou. Mit diesem Test können die Krebsvorstufen erkannt werden, was ganz besonders gut ist, da bei einer Erkennung der Vorstufe eine Krebserkrankung vermieden werden kann.

Auch kann im Rahmen der Vorsorge ein Abstrich erfolgen, der prüft, ob HPV-Viren vorliegen. Diese sind ein Risikofaktor für die Entstehung des Gebärmutterhalskrebs und können bei einer guten Immunabwehr des Körpers sogar vom Körper bekämpft werden. An dieser Stelle möchte ich nochmal auf die Impfung gegen die

HPV-Hochrisikotypen hinweisen, die allerdings nur bis zum 17. Lebensjahr übernommen wird. Auch Frauen, die älter als 18 Jahre sind, können durchaus von einer Impfung profitieren.

Im Rahmen der jährlichen Kontrolluntersuchungen beim Gynäkologen wird außerdem die Brust auf Knoten abgetastet. Dieser Vorgang ist enorm wichtig, denn Brustkrebs ist die häufigste Krebsursache bei Frauen. Ein Knoten muss keinesfalls Krebs bedeuten, aber sollte dringend abgeklärt werden. Das Abtasten der Brust zu Hause kann unter der Dusche oder beim Eincremen erfolgen und ist nicht schwer. Wer einfach mal ein bisschen herumtastet, wird feststellen, dass unter der Haut das Drüsengewebe ist. Die Haut lässt sich ein wenig hin- und herschieben, und das macht man im Uhrzeigersinn die komplette Brust entlang und zum Schluss noch Richtung Achseln. Wenn sich im Laufe der Zeit etwas verändert, kann man es selbst ertasten. Das Brustgewebe kann an den Tagen vor den Tagen übrigens deutlich gespannter sein als an den Tagen danach. Falls Veränderungen, Verhärtungen, Knoten, Rötungen oder Austritt von Flüssigkeit aus der Brustwarze erkannt werden, sollte unbedingt eine professionelle Abklärung beim Arzt erfolgen.

Ab dem 50. Lebensjahr wird alle zwei Jahre eine Mammografie empfohlen. Im Prinzip wird dabei die Brust plattgedrückt und geröntgt. Die Teilnahme ist wie an allen Krebsvorsorgeprogrammen freiwillig, aber sehr sinnvoll. Die Strahlenbelastung durch die Mammografie beträgt 0,2–0,3 Millisievert und ist vergleichbar mit der Strahlenbelastung eines Langstreckenflugs.

Neben der Tastuntersuchung und der Mammografie kann auch ein Ultraschall wertvolle Zusatzinformationen liefern. Insbesondere wenn das Brustgewebe sehr dicht ist, also viel Drüsen- und Bindegewebe besitzt. In Deutschland ist der Ultraschall der Brust kein Teil der regelmäßigen Vorsorge, in einigen Nachbarländern jedoch schon. Der Ultraschall, auch Sonografie genannt, funktioniert völlig ohne Strahlenbelastung und im Grunde wie ein Echo im Wald. Man ruft etwas in den Wald und ein veränderter Ton kommt zurück. Beim Ultraschall werden Wellen losgeschickt, die dann vom Gewebe mit verschiedener Dichte entweder reflektiert oder geschluckt werden. Trifft der Ultraschall auf Knochen, wird er zurückgeworfen, und das Bild erscheint weiß. Flüssigkeit kann die Wellen nicht reflektieren und lässt sie durch, sodass sie schwarz erscheint. Auf diese Weise können verschiedene Gewebe erkannt und voneinander abgegrenzt werden.

Was leider oft bei der Beratung von Silikonimplantaten nicht gesagt wird: Aktuelle Studien erhärten den Verdacht, dass Brustimplantate die Früherkennung von Brustkrebs erschweren und somit das Risiko erhöhen, an der Erkrankung zu versterben. Des Weiteren gibt es für Implantatträgerinnen ein erhöhtes Risiko, an einer sehr seltenen Krebsart des Lymphsystems, dem sogenannten großzelligen anaplastischen Lymphom (ALCL), zu erkranken. Das Risiko ist sehr gering und wird auf circa eine von 35.000 Frauen geschätzt. Bei Implantaten kann es aber auch zu Kapselfibrosen, also einer Bindegewebsschicht, die sich um das Implantat herum bildet, und Entzündungen kommen. Insgesamt gelten Implantate als sicher, aber über die Risiken des Eingriffs sollte man sich dennoch bewusst sein.

Ärztinnen und Krankenschwestern sind übrigens einem besonders hohen Krebsrisiko ausgesetzt, zumindest in Europa und Nordamerika.

In einer Analyse von 3,9 Millionen Frauen und 114.000 Krebsfällen ist aufgefallen, dass in Nachtschicht arbeitende Frauen ein erhöhtes Krebsrisiko haben. Das Risiko erhöht sich mit zunehmender Dauer der Nachtarbeit. Es wird eine Störung des Tagesrhythmus unseres Körpers vermutet, wodurch Reparaturzyklen in den Genen gestört werden könnten. Diese Reparaturen der Gene finden vorwiegend nachts statt, und daher liegt die Vermutung nahe, dass sie bei Nachtarbeit gestört werden könnten. Bei Asiatinnen und Australierinnen wurde in der Studie kein Zusammenhang zwischen Krebsrisiko und Nachtarbeit gefunden. Eine mögliche Erklärung hierfür könnte ein höheres Niveau an Sexualhormonen bei uns Europäern und den Nordamerikanerinnen sein. Diese stehen generell mit hormonell bedingten Krebsarten wie zum Beispiel Brustkrebs im Zusammenhang.

WAS ICH NOCH SAGEN WOLLTE

Es war ein verregneter Morgen im späten Herbst und Lini hatte sich einen Baum in einem Friedwald ausgesucht. Gina, Jane, Sibel, Payam und ich liefen durch den Regen zwischen den riesigen Bäumen in einer großen Gruppe Trauergäste Richtung Waldmitte. Das Laub war nass und weich. Was für uns alle unvorstellbar war, ist einfach passiert. Eine gute Woche zuvor, am 10. Dezember 2017, schlief Lini in den Armen ihrer geliebten Mutter ein. Es war ein ungewöhnlicher Dezembertag. Ich hatte Dienst in der Klinik und den ganzen Tag flogen dicke weiße Schneeflocken auf die Erde runter. Den ganzen Tag über war eine so friedliche Stimmung und alle Leute staunten über das plötzliche Schneewunder. Abends, ich war immer noch im Dienst und es war inzwischen stockdunkel, erreichte mich dann die Nachricht.

Es war wie in einem Film. Ich wollte gerne rausrennen, aber ich war die einzige Ärztin auf Station. Also saß ich da und starrte Löcher in die Luft. Erledigte meine Arbeit und wartete auf meine Ablösung. Als ich endlich die Klinik verließ und draußen im Schnee stand, kam ich mir immer noch vor wie jemand anders.

Es ist dieser Tag, der in mir eine Veränderung auslöst. Ich war unzufrieden, weil mein Leben nicht genau nach Plan verlief. Ja, ich hätte mir von dem Mann meiner Träume einen zauberhaften Heiratsantrag gewünscht, eine Hochzeit, eine gemeinsame Zukunft. Ich hielt mich viel zu sehr an diesem Wunsch fest, an diesem Zeitplan, den ich mir für mein Leben ausgedacht hatte.

Aber das Leben funktioniert nach einem eigenen Zeitplan. An jenem Tag ließ ich meinen Wunsch, an den ich mich so stur geklammert hatte, los. Es geschieht alles zu seiner Zeit – und meine war eben noch nicht gekommen.

Wir leben alle nur im Jetzt und hoffen auf ein Morgen. Aber ob es diesen für uns gibt, wissen wir gar nicht. Wir hören viel zu oft auf, im richtigen Leben zu leben, und starren stattdessen in unsere Smartphones und Fernseher. Wir verschieben unsere Träume auf morgen und ärgern uns über Belanglosigkeiten. Wir nehmen die Natur nicht mehr wahr, die wunderschönen Berge, den Schnee im Winter, die Sonne, die auf Herbstlaub scheint, und das einzigartige Gefühl, am Meer zu sein. Wir schimpfen über die Arbeit, über unseren Körper, über Falten, andere Menschen und alles, was wir nicht haben. Weil es für uns selbstverständlich ist, alles andere haben zu wollen. Wie kann es sein, dass in so kurzer Zeit alle Träume, ein Studium zu beenden, zu heiraten, Kinder zu bekommen und ihnen abends Gute Nacht zu sagen, mit den Freunden Feste zu feiern, sich zu streiten und zu vertragen – dass all das plötzlich nicht mehr kommen wird?

Die Zeit vergeht so schnell. Wir sollten jeden Moment und jeden Tag genießen, jede Phase dieses wunderbaren Lebens.

Die Holocaust-Überlebende Eva Mozes Kor, die als zehnjähriges Mädchen mit ihrer Zwillingsschwester in Ausschwitz wie durch ein Wunder überlebte, schreibt in ihrem Buch *Ich habe den Todesengel überlebt*:

> Ich wünsche mir, jungen Menschen für ihr Leben die Lektionen vermitteln zu können, die ich durch mein Leiden gelernt habe, durch alles, was ich durchgemacht und überlebt habe:
>
> 1. Gib dich selbst und deine Träume niemals auf, denn im Leben ist alles Gute möglich.

2. Beurteile Menschen nach ihren Taten und dem Wesen ihres Charakters.

3. Vergib deinem ärgsten Feind und vergib jedem, der dir Schmerzen zugefügt hat – es wird deine Seele heilen und dich frei machen.

Wir können so viel in unserem Leben nicht beeinflussen und oft läuft es sicherlich nicht wie geplant oder wie wir es uns gewünscht hätten. Wir können aber zu jedem Zeitpunkt das Beste aus dem machen, was wir haben.

Hey 🐬girl.. du vermisst das Meer und den Süden sicher sehr?! Wenn ich deine Bilder sehe, denke ich immer dran, wie sehr ich Wasser, schwimmen, tauchen liebe, in meinem früheren Leben konnte es nicht Sommer genug für mich sein☺.. deshalb, genieß es, mach was dir gut tut, egal was andere meinen.

Danke für deine lieben Worte 🌹

Glaub mir, hätte ich nicht so wundervolle Freunde und die beste Mama der Welt, hätte ich schon längst aufgegeben.

Lini

(eine ihrer letzten Nachrichten an mich)

EPILOG & DANK

»Du schreibst ein Sachbuch? Über was denn?«

»Über die Frau.«

»Na, das wird aber ein dickes Buch!«

Diese Konversationen habe ich in den letzten Monaten sehr häufig geführt. Mein Amazon-Account schlägt mir jetzt immer wieder Bücher über Liebeskummer und Menstruationsbeschwerden vor, und mein Schwiegervater in spe wollte vor Kurzem eine Deckenlampe anbringen und schaute ziemlich verdutzt, als er über einen Stapel Bücher zur Fruchtbarkeit und Schwangerschaft gestolpert ist.

Von meinem Freund Nico habe ich immer mal wieder fragende Blicke geerntet, wenn eine neue Ladung Bücher für Paare in Krisensituationen und über Liebeskummer, Selbstfindung und Botox eingetroffen ist. Manchmal saß ich mit dem Laptop in der Bahn und neben mir starrte ein älterer Herr entsetzt auf meinen Laptop. Es waren ungefähr zehn Tabs zum Thema Scheidenpilz geöffnet.

Manche Themen haben mich so sehr interessiert, dass ich nächtelang gelesen und geschrieben habe, weil ich nicht mehr aufhören konnte. Teilweise habe ich die Wohnung nicht mehr verlassen und nur noch über die Themen aus meinem Buch geredet. Gähnende Leere im Kühlschrank, Wäscheberge und eine nicht ansprechbare Lena waren das Resultat. Ich danke daher allen, die mich in dieser Zeit unterstützt und ermutigt haben, dieses Buch zu schreiben – es war nicht einfach für uns alle! Insbesondere bedanke ich mich bei Bianca, die tapfer in ihrer Freizeit jedes Kapitel kommentiert hat, und Tanja, die als Oberärztin für Gynäkologie die fachliche Korrektheit meiner Recherche und meiner Worte sichergestellt hat.

Ich danke allen meinen Freunden, vor allem meinem Freund Nico sowie seiner und meiner Familie. Meinen lieben Großeltern Helga und Erich sowie meiner Oma Irmgard und nicht zuletzt meinen Eltern, dass ihr mich die ganzen 30 Jahre vor der Niederschrift dieses Buches bei allen Ideen und Vorhaben unterstützt habt.

Ich weiß, es ist nicht immer einfach mit mir! Aber wenn ihr es schon so lange mit mir ausgehalten habt, bin ich mir sicher, es wird auch in Zukunft nicht langweilig mit mir. ☺

Auf die nächsten 30 Jahre!

WEITERFÜHRENDE LINKS: ONLINEPSYCHOTHERAPIEN

Die Onlinetherapie wurden in Studien als gleich wirksam zur persönlichen Psychotherapie eingestuft, zumindest bei leichten und mittleren Depressionen. Da die Wartezeiten für einen Therapieplatz aktuell sehr lang sein können und bei leichten Depressionen viele Frauen nicht direkt eine Psychotherapie in Erwägung ziehen, habe ich anbei eine kleine Liste der Onlinetherapien zusammengestellt.

iFightDepression Tool
Angebot der European Alliance against Depression bzw. der Stiftung Deutsche Depressionshilfe; Zugang über Arzt oder Psychotherapeuten; kostenlos
https://ifightdepression.com/de/

MoodGYM
Interaktive Hilfe zur Selbsthilfe bei Depression, von Wissenschaftlern der Australian National University entwickelt und von der Universität Leipzig ins Deutsche übersetzt sowie an die deutschen Gegebenheiten angepasst; Wirksamkeit durch Metaanalyse belegt; kostenlos
https://www.moodgym.de

deprexis
Angebot der GAIA AG; Einbindung des behandelnden Arztes oder Psychotherapeuten möglich; Wirksamkeit in mehreren Studien nachgewiesen; kostenpflichtig
https://www.deprexis24.de

net-step

Angebot des St. Alexius-/St. Joseph-Krankenhauses der St. Augustinus Fachkliniken gGmbH in Neuss: Hilfe bei Depressionen, Angst- und Panikstörungen, sozialer Phobie; individuelle Betreuung durch Psychotherapeuten oder Facharzt, mit persönlichem Erstgespräch; wissenschaftlich überprüft (in Kooperation mit der AOK Rheinland/Hamburg)
http://www.net-step.de/start/

HausMed PraxisCoach

Angebot der Dr. Becker eHealth GmbH; Initiative des Deutschen Hausärzteverbandes: Hilfe bei Depression, Burn-out, Umgang mit Stress (wahlweise mit oder ohne Anbindung an den Hausarzt); Wirksamkeit in Studien belegt; kostenpflichtig, evtl. Kostenerstattung durch Krankenkassen möglich.
https://www.hausmed.de/

QUELLEN

Helen Fisher, Die vier Typen der Liebe
In der Übersetzung von Elisabeth Liebl

Eva Mozes Kor, Lisa Rojany Buccieri, Ich habe den Todesengel überlebt
Übersetzung: Barbara Küper

ÜBER DIE AUTORIN

Dr. med. Lena Katharina Müller (Jahrgang 1987) ist Ärztin aus Leidenschaft. Sie studierte Medizin, Zahnmedizin und Journalismus und arbeitete viele Jahre für die klinische Forschung. Mit 18 Jahren reiste sie nach Burkina Faso, Westafrika, und gründete anschließend den Verein »DEVELOPmed.aid e.V.«, der Kindern medizinische Behandlungen ermöglicht. Sie war Stipendiatin der deutschen Wirtschaft und ist zweifache Preisträgerin für herausragendes soziales Engagement.

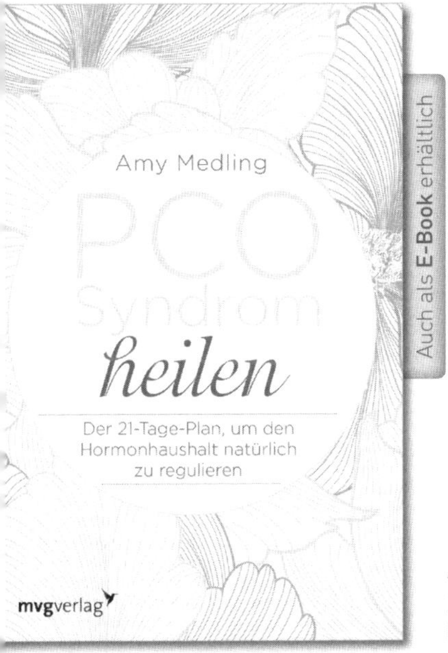

416 Seiten
24,99 € (D) | 25,70 € (A)
ISBN 978-3-86882-957-0

my Medling

CO-Syndrom
eilen

er 21-Tage-Plan, um den
ormonhaushalt natürlich
u regulieren

Das Polyzystische Ovarialsyndrom (kurz: PCOS) ist eine der häufigsten Hormonstörungen bei Frauen, die zu Unfruchtbarkeit und chronischen Beschwerden wie unkontrollierbarer Gewichtszunahme, Akne, Stimmungsschwankungen, Haarausfall und Entzündungen führen kann. Viele wissen nicht, woran sie erkrankt sind, und werden falsch diagnostiziert. Bisher gab es keine Behandlungsmöglichkeiten.

Amy Medling, Gesundheitscoach und selbst von PCOS betroffen, hat mittels neuester medizinischer Erkenntnisse und ihren eigenen Erfahrungen einen profunden 21-Tage-Plan entwickelt, mit dem sich Frauen selbst behandeln können. Schritt für Schritt werden mit der richtigen Ernährung und täglichen Mindset-Übungen der Lebenswandel umgestellt und die Ursachen der Störung behandelt.

mvgverlag